Heike Höfler

Rückbildungsgymnastik

Fit und schön nach der Geburt

Mosaik bei
GOLDMANN

Umwelthinweis:
Alle bedruckten Materialien dieses Taschenbuches
sind chlorfrei und umweltschonend

1. Auflage
Vollständige Taschenbuchausgabe März 2005
Wilhelm Goldmann Verlag, München,
ein Unternehmen der Verlagsgruppe Random House GmbH

Dort erschienen unter dem gleichnamigen Titel und der Nummer 60062
Umschlaggestaltung: Design Team München
Umschlagfoto: Zefa/Masterfile
Redaktion: Elke Müller
Fotos: Studio Team Zöltsch, Langen;
Falken Archiv/Studio Team Zöltsch S. 31 unten, 32, 33
Zeichnungen: G. Scholz, Dornburg S. 52;
Falken Archiv/Scholz S. 38
Satz: Barbara Rabus, Sonthofen
Druck: GGP Media GmbH, Pößneck
Verlagsnummer: 16687
Schl · Herstellung: Ina Hochbach
Printed in Germany
ISBN 3-442-16687-X
www.goldmann-verlag.de

Inhalt

Zu diesem Buch

Werden Sie in nächster Zeit ein Kind zur Welt bringen? Haben Sie vor, nach der Geburt die natürlichen Rückbildungsvorgänge Ihres Körpers aktiv zu unterstützen, um so für feste Körperformen und einen haltefähigen Beckenboden zu sorgen?

Oder liegt die Geburt Ihres (letzten) Kindes schon Jahre zurück, und Sie haben das Gefühl, dass sich Ihre Körperformen noch nicht wieder ganz gefestigt haben, noch »verschwommen«, »schwabbelig« und etwas haltlos sind?

Haben Sie vielleicht Schwierigkeiten, das Wasser halten zu können, zum Beispiel beim Niesen, Husten, Laufen, Hüpfen oder Lachen? Möglicherweise empfinden Sie den Liebesakt nicht mehr so intensiv wie früher, weil das Gewebe im Geschlechtsbereich zu lasch und »weit« geworden ist.

Oder Sie leiden unter Rückenschmerzen, weil der Beckenboden nicht genügend Halt bietet und die Wirbelsäule seit der Schwangerschaft überlastet wird. Möglicherweise hat der Arzt bei Ihnen auch einen Gebärmutter- oder Blasenvorfall festgestellt.

Häufig handelt es sich dabei um späte Auswirkungen einer oder mehrerer Geburten, besonders wenn Sie damals nicht regelmäßig eine Beckenboden- und Rückbildungsgymnastik gemacht haben.

Informationen über die Rückbildungszeit und -gymnastik werden im Gegensatz zu der intensiven Aufklärung über Schwangerschaft und Geburt leider kaum vermittelt. Dabei besteht gerade in dieser Zeit für jede Frau die einmalige Chance, ihren Körper nach der Geburt schnell und vollständig wiederherzustellen: fit, elastisch und formschön. Es geht aber nicht nur um das ästhetische Aussehen, das Ihnen natürlich sehr am Herzen liegt, sondern auch um Ihre physiologische Gesundheit.

Sie werden spezielle Übungen kennen lernen, die das Ziel haben, die Gebärmutter und die Blase wieder an ihren alten Platz zu rücken und allen inneren Organen einen festen Platz zu geben.

Liegt bei einer Frau eine Bindegewebsschwäche vor, hat sie mehrere Geburten erlebt, unmittelbar nach einer Geburt schwere Lasten gehoben und getragen oder lange Zeit gestanden, kann die Haltefähigkeit des Beckenbodens stark beeinträchtigt bleiben und zu einer unterschiedlich ausgeprägten Senkung der Gebärmutter und der umliegenden Organe (Scheide, Blase, Mastdarm) führen. Man fühlt sich nach unten hin »offen«; Kreuzschmerzen vergällen einem das tägliche Leben, weil der Zug auf die Kreuzbeinuterusbänder zu stark ist, und die Lendenwirbelsäule ist zu weit nach vorne gekrümmt (Hohlkreuz).

> *Mediziner sind sich einig, dass die ungenügende Rückbildung der Beckenbodenmuskulatur sowie die mangelnde Straffung der Gebärmutterbänder nach einer Geburt die häufigsten Ursachen für eine spätere Gebärmuttersenkung darstellen.*

Aus diesem Grunde finden Sie im Buch besonders viele Übungen, die zu weit und lasch gewordene Gebärmutterbänder sowie den geschwächten, überdehnten Beckenboden kräftigen und dadurch wieder halte- und tragfähig machen. Gleichzeitig hilft das

Training der Beckenbodenmuskeln gegen Inkontinenz (unfreiwilliges Harnlassen) wie auch gegen einige Sexualprobleme, die nach einer Geburt auftreten können.

Schenken Sie den außergewöhnlichen Übungen Ihre besondere Aufmerksamkeit, die eine Eingeweide- oder Gebärmuttersenkung verhindern oder auch beheben sollen. Bestimmte Stellungen sorgen dafür, dass die Gebärmutter mitsamt den inneren Organen an ihren alten Platz rutscht (nach innen oben!) und der Beckenboden, auf den im Stehen ein immenser Druck ausgeübt wird, entlastet wird. Die überdehnten Uterusbänder können sich dabei in Kombination mit kräftigenden Übungen leichter straffen, so dass sie die Gebärmutter besser in der gewünschten Lage halten.

In den Wechseljahren wird durch die hormonelle Umstimmung die Durchblutung der inneren Organe herabgesetzt, die schlechter ernährten Gewebe verlieren an Volumen. Die spezielle Beckenbodengymnastik wirkt dem durch ihre durchblutungssteigernde Wirkung und die Trainingseffekte entgegen.

Ein kräftiges »Beckenbodenzwerchfell« fördert seinerseits die Durchblutung und verbessert die Atmung.

Die allerersten Übungen nach einer Geburt sind die *Stoffwechselübungen*, die Atmung und Kreislauf anregen, Venenentzündungen verhüten sowie einer Thrombosebildung oder Lochialstauung (Stauung der Wochenflusssekrete) entgegenwirken sollen.

Sehr wichtig sind auch *Körperwahrnehmungsübungen*, die das Gefühl für den eigenen Körper verbessern oder auf neue Körperbereiche erweitern (zum Beispiel: »Wo und wie fühle ich meine Beckenbodenmuskeln?«). Sie finden in diesem Buch Übungen, die Ihnen zuerst helfen werden, Ihren Beckenboden bewusst wahrzunehmen und ihn zu spüren. Erst dann kann er gezielt trainiert werden.

Bald darauf steht das kombinierte *Training der Beckenboden- und Bauchmuskeln* im Vordergrund. Die schrägen Bauchmuskeln und die Gesäßmuskeln müssen für eine gute Beckenhaltung und als Voraussetzung für eine ausgewogene Ganzkörperhaltung bewusst gemacht und gekräftigt werden. Auch der Rücken profitiert von diesen Übungen außerordentlich. In Kombination mit *Rücken-* oder auch mit *Ganzkörperspannungsübungen* wird die Statik äußerst positiv beeinflusst, Rückenbeschwerden werden gelindert oder verschwinden vollständig. Neben all diesen sehr wirkungsvollen Übungen lege ich auch großen Wert auf die *Pflege der beanspruchten Hautabschnitte* (vor allen Dingen Damm-, Bauch- und Brusthaut) und die *Stärkung der Brustmuskulatur*, die während Schwangerschaft und Stillzeit außerordentlich beansprucht wird, weil die Brüste größer und schwerer sind als sonst. Nur kräftige Brustmuskeln können der Brust in dieser Zeit genügend Halt geben, so dass sie schön, straff und wohlgeformt bleibt.

Das Stillen gehört zu den einmaligen und außergewöhnlichen Ereignissen, die Mutter und Kind zusammen erleben dürfen. Sie sollten diese Vertrautheit auskosten und genießen. Viele Frauen befürchten, durch das Stillen Hängebrüste zu bekommen. Doch das muss keinesfalls sein. Wie Sie ohne diese Angst glücklich stillen und sich einen schönen, straffen Busen antrainieren können – das gilt natürlich ebenfalls, wenn Sie nicht stillen –, erfahren Sie im letzten Kapitel.

Wenn Sie die Pflegetipps in diesem Buch beherzigen und die

Übungen regelmäßig ausführen, werden nicht nur Ihr Selbstvertrauen und die Zufriedenheit mit dem eigenen Körper wachsen, Sie werden sich auch bald über eine elastische, straffe Figur und eine harmonische, ausbalancierte Haltung freuen können. Sie werden sehen, wie positiv sich dies auf Ihre Psyche und Ihr Selbstbewusstsein auswirken wird.

Das Schönste für eine Frau ist doch, mit Freuden Mutter zu werden und danach wieder so auszusehen wie früher, vielleicht sogar noch besser. Den Weg dazu wird Ihnen dieses Buch zeigen.

Gewöhnen Sie sich möglichst täglich eine regelmäßige Übungszeit an. Der Erfolg wird sich dann bald zeigen. Und für jede junge Mutter gilt: Je früher Sie mit den Übungen beginnen, desto besser und wirkungsvoller unterstützen Sie die natürlichen Rückbildungsprozesse des Körpers nach der Geburt.

Die Zeit der Rückbildung

Am Ende der Schwangerschaft durften Sie die Krönung dieser Zeit erleben: die Geburt Ihres Kindes. Seit dem Zeitpunkt, da Sie Ihr Kind zum ersten Mal im Arm halten durften, sind Anstrengungen und eventuelle Schmerzen vergessen. Sie haben es geschafft und sind überglücklich. Nach der gewaltigen Anstrengung während der Geburt haben Sie es verdient, zuerst einmal auszuruhen und sich dem Glücksgefühl hinzugeben. Entspannen Sie sich, das fällt Ihnen ja nun leichter als früher. Was Sie in der Schwangerschaftsgymnastik gelernt haben, brauchen Sie jetzt nicht ganz schnell wieder zu vergessen, da Sie auch weiterhin davon profitieren können.

Sie freuen sich darauf, dass Sie nun bald wieder modische und figurbetonte Kleider tragen und eine gute, vielleicht schlanke Figur vorzeigen können. Dafür müssen Sie nun regelmäßig an sich arbeiten.

Mit der Schwangerschaftsgymnastik haben Sie dafür gesorgt, dass der Muskel- und Bandapparat sowie die Wirbelsäule Ihres Körpers den erhöhten Anforderungen entsprachen und deshalb diese Zeit ohne Schaden überstanden haben. Jetzt kommt noch eine weitere Aufgabe auf Sie zu: *die Unterstützung der natürlichen Rückbildungsvorgänge.*

Neun Monate hat der Körper gebraucht, um sich auf die Geburt vorzubereiten. Nun braucht er eine erhebliche Zeit für die vollständige Rückbildung. Durch eine gezielte Gymnastik ist die notwendige Zeit dafür aber erheblich abzukürzen.

Rück- und Umbildungsvorgänge

Man kann gar nicht oft genug betonen, wie wichtig und wertvoll es ist, so früh wie möglich mit der Rückbildungsgymnastik zu beginnen, denn die *hormonelle Umstellung* beginnt unmittelbar mit der Geburt. Der weibliche Körper beginnt, sich sofort auf die neue Situation ein- beziehungsweise umzustellen, also von schwanger auf nicht schwanger.

Mit der Austreibung des Kindes erfährt der mütterliche Körper eine abrupte Beendigung der schwangerschaftsbedingten und -unterstützenden Regelsysteme. Plötzlich ist der *starke innere Druck im Bauchraum* verschwunden. Dadurch besteht die Gefahr, dass das Blut in diesem Bereich einfach versackt und schlechter zum Herzen zurückfließt. Herz und Kreislauf, die bisher auf Hochtouren arbeiteten, müssen sich in kürzester Zeit vom Ausnahmezustand auf den Normalzustand umstellen.

Durch die *Rückbildung und Verkleinerung der Gebärmutter* können Herz, Zwerchfell und die anderen inneren Organe wieder an ihren alten Platz zurückkehren. Die *Weiterstellung der Gefäße* und die vermehrte Durchblutung im Beckenbereich gehen erst in der 2. Woche nach der Geburt erkennbar zurück. Dadurch sind die Venen überfüllt, es besteht eine *Neigung zu Blutungen*, Thrombosen, Embolien und Venenentzündungen. Schnell kräftigende Stoffwechsel- und Kreislaufübungen sowie Zwerchfellatemübungen sorgen für einen verbesserten Rückfluss aus den Venen und Lymphgefäßen des Beckens.

Gleichzeitig verhindern die Übungen *Darmträgheit und Verstopfung*, die sich in den ersten Tagen nach der Geburt einstellen.

Die während der Schwangerschaft aufgebauten *Fettpolster* werden wirksamer abgebaut und die eingelagerte *Gewebsflüssigkeit* wird schneller ausgeschwemmt.

In den ersten Wochenbetttagen müssen die Frauen häufig zum Wasserlassen, gleichzeitig schwitzen sie ungewöhnlich stark. Der Körper entledigt sich so der angestauten Gewebsflüssigkeit, die sich im Verlauf der Schwangerschaft angesammelt hat. Die Ausscheidungsorgane (Leber, Nieren, Haut und Lungen) arbeiten auf Hochtouren, alle Stoffwechselprozesse sind beschleunigt.

In den ersten 8–12 Wochen nach der Geburt werden die *überzähligen Muskelfasern* – man denke vor allem an den stark verkleinerten Bauch – abgebaut und das Muskelgefüge wird insgesamt wieder gefestigt. Diese formgebenden Rückbildungsprozesse lassen sich durch die Gymnastik besonders gut unterstützen und verstärken.

Die körperliche Rückbildung erfolgt nicht von heute auf morgen, sie dauert etwa 6–8 Wochen. Die gesamte Umstellung des Körpers bedeutet für alle Frauen eine spürbare Belastung. Sie sollten die ersten Wochen nach der Entbindung langsam angehen und immer wieder Erholungs- und Ausruhezeiten einlegen.

Rückbildung der Gebärmutter

Die gravierendste Umwandlung hat während der Schwangerschaft die Gebärmutter mitgemacht. Sie hat sich bis zum Geburtstermin von etwa Birnengröße um das 7–8fache auf doppelte Kopfgröße ausgedehnt und muss sich nun wieder vollständig zurückbilden.

Schon während der Geburt hat sich die Muskulatur der Gebärmutter stark zusammengezogen. Im Wochenbett drücken die Nachwehen, periodische Kontraktionen der Uterusmuskulatur, die Gebärmutter zusammen. Die Blutgefäße werden zusammengepresst und die bei der Ablösung der Nachgeburt entstandenen Verletzungen durch Blutgerinnsel verschlossen, damit die Wunde schnell verheilen kann.

Der Saugreiz beim Stillen des Säuglings stimuliert über hormonelle Regelkreise zusätzlich das Zusammenziehen der Uterusmuskulatur. Das Gewicht der Gebärmutter verringert sich in dieser Zeit von etwa 1000 Gramm auf 50–70 Gramm. Von jeweils 100 Muskelfasern werden dabei etwa 70 abgebaut, die übrigen 30 verkleinern sich auf die Länge, die sie vor der Schwangerschaft aufgewiesen haben.

Der obere Rand der Gebärmutter, der sogenannte Fundus, befindet sich nach der Geburt ungefähr auf Höhe des Bauchnabels und senkt sich in den nächsten 10–12 Tagen täglich um einen Zentimeter bis Fingerbreite. Nach etwa 2 Wochen hat die Gebärmutter ihre ursprüngliche Größe und ihre angestammte Lage im kleinen Becken erreicht, sie wird wieder von einer festen, geschlossenen Muskelschicht umkleidet.

Die Gebärmutterbänder, die während der Geburt besonders gedehnt und gelockert wurden, sind noch schlaff. Das vordere Band, das sich um etwa das 4fache seiner Länge ausgedehnt hat, kann die Gebärmutter noch nicht wieder genügend stützen und halten. Die hinteren, weniger strapazierten Bänder ziehen sich schneller bis auf ihre alte Länge zusammen.

Die Rückbildungszeit wird in 3 Abschnitte eingeteilt:

- Frühwochenbett: 1. Woche nach der Geburt
- Mittleres Wochenbett: etwa 2.–8. Woche nach der Geburt
- Spätwochenbett: 9. Woche bis zur vollständigen Rückbildung

Frühwochenbett

Die Gebärmuttermuskulatur zieht sich sofort nach der Geburt zusammen. Diese nachgeburtliche Uterusarbeit wird auch als »*Nachwehen*« bezeichnet. Die Gebärmutter ist zu diesem Zeitpunkt etwa noch so groß wie ein Kinderkopf und muss sich in den nächsten Wochen erheblich zurückbilden. Die Nachwehen können durch entspanntes Atmen, wie Sie es in der Schwangerschaftsgymnastik geübt haben, besser ausgehalten und abgeschwächt werden.

Die *Lockerung und Quellung der Gewebe* nimmt ab, so dass Fingerringe, Schuhe und Socken, die vor der Geburt zu eng geworden sind, bald wieder passen.

Der *Wochenfluss* (die Lochien), der jetzt beginnt und innerhalb von 3–4 Wochen versiegt, setzt sich aus Blut, Wundsekret und Gewebeteilchen zusammen. Sie stammen aus der Wundfläche der Gebärmutter, die nach der Ablösung der Plazenta an der Uteruswand entstanden ist. Jetzt sind äußerste Sauberkeit und Hygiene wichtig, denn der Wochenfluss enthält viele Bakterien. Er endet, wenn die Innenwände des Uterus abgeheilt sind.

Durch den radikalen hormonellen Umsturz kann es kurz nach der Geburt zu *Stimmungsschwankungen* und so genannten *Wochenbett-Depressionen* kommen, die sich aber bereits wenige Tage später von alleine wieder geben. In dieser Zeit steigert die Hirnanhangdrüse (Hypophyse) die Bildung des Hormons Prolaktin, das eine verstärkte Durchblutung der Brüste und eine enorme *Entwicklung der Brustdrüsen* sowie den *»Milcheinschuss«* bewirkt. Die Vormilch der ersten Tage enthält unter anderem wichtige Abwehrstoffe für das Kind. Sie legt sich wie ein Schutzfilm auf seinen Magen-Darmtrakt und schützt den Säugling vor verschiedenen Krankheitserregern. Durch das *Stillen* wird die Gebärmutterzusammenziehung unterstützt.

Bei nicht stillenden Frauen werden häufig schon 10 Tage nach der Geburt die plazentaren Hormone abgebaut, und die Eierstöcke beginnen ihre gewohnte Tätigkeit aufzunehmen. Oft kommt es nach 6 Wochen wieder zur ersten Regelblutung. Dagegen wird sich bei der stillenden Mutter im Allgemeinen erst nach der Stillzeit die erste Periode einstellen; dem Körper bleibt dadurch mehr Zeit für die gründliche Durchführung aller Rückbildungsprozesse.

Mittleres Wochenbett

In der 2.–8. Woche erholt sich der weibliche Organismus von den Strapazen von Schwangerschaft und Geburt. Die Genitalorgane und alle anderen veränderten, vergrößerten und verschobenen Organe nehmen ihre ursprüngliche Größe und Lage im Bauchraum ein.

Die Zellen, die nicht abgebaut werden, nehmen wieder ihre ursprüngliche Form und Funktion an. Ihr Wasser-, Mineral- und Zellsubstanzgehalt verringert sich. Die Blut- und Lymphgefäße ziehen sich zusammen, und die Gewebsflüssigkeit nimmt so ab, dass der »alte Stand« erreicht wird.

Das Muskel- und Bindegewebe wird elastisch, straff und haltefähig. Die Mutter erhält ihre frühere Körperform, das Körpergefühl, die Leistungsfähigkeit und ihre volle Beweglichkeit zurück.

Spätwochenbett

Das Spätwochenbett beginnt bei der stillenden Frau erst nach der Stillzeit, weil dann ein weiterer Hormonschub die Milchsekretion der Brustdrüsen beendet und die letzte Entschlackung und Entwässerung etwa 4–6 Wochen nach dem Abstillen bewirkt. Bei der nicht stillenden Frau beginnt es etwa 6 Wochen nach der Geburt.

Die Frau soll in dieser Zeit ihre volle Körperelastizität wie vor der Geburt erreichen. Die regelmäßige Rückbildungsgymnastik hilft, eine gute, straffe Körperform zu erarbeiten.

Pflegetipps

Die *Scheide*, deren Haut während der Geburt voll ausgedehnt wurde, wird Ihnen in der ersten Zeit wie betäubt vorkommen. Das Gewebe und die Beckenbodenmuskeln müssen sich erst wieder festigen. Die Scheide verfügt über keinen Schließmuskel wie die Harnröhre oder der Mastdarm. Sie wird durch die Beckenbodenmuskulatur zusammengezogen, d. h. eingeengt und gehoben. Unterstützen Sie diese Muskulatur von Anfang an mit Übungen, wie sie später in diesem Buch beschrieben werden.

Besonders *nach einer Dammnaht*, wenn der Damm beim Durchtritt des Köpfchens leicht eingeschnitten werden musste oder etwas eingerissen ist (was heute kaum noch vorkommt), ist der Scheidenbereich noch wund und empfindlich. Achten Sie auch durch eine gesunde Ernährung mit viel Faser- und Ballaststoffen darauf, dass der Stuhlgang weich gehalten wird. Wenn die Scheidengegend infolge von Schwellungen und Blutergüssen noch schmerzt und jeder Schritt Beschwerden bereitet, helfen kalte Umschläge. Abschwellend wirken auch (nicht zu heiße) Kamillosan-Sitzbäder.

Häufig brennt es anfangs noch, wenn Urin über die Naht läuft, deshalb wird empfohlen, in diesem Fall unter der laufenden Dusche Wasser zu lassen. Danach dann einfach die Naht mit einem Kamillosan-Wattebausch abtupfen.

Falls Sie beim *Sitzen* Schwierigkeiten haben, können Sie einen aufgeblasenen Schwimmring oder ein extra angefertigtes Sitzkissen auf den Stuhl legen, damit das Körpergewicht nicht auf die wunde Stelle drückt.

Der *Beckenboden* hat sich größtmöglich ausgedehnt beziehungsweise geöffnet. Er fühlt sich jetzt wie eine schwere, durchhängende Hängematte an und kann im Moment seine Stütz- und Haltefunktion für die inneren Organe nur ungenügend erfüllen. Man hat das Gefühl, nach unten hin haltlos und offen zu sein. Beim Husten oder Niesen kann es vorkommen, dass Sie ungewollt Wasser verlieren. Wenn die Beckenbodenmuskulatur jetzt nicht täglich konsequent gekräftigt und stabilisiert wird, haben die inneren Organe keinen richtigen Halt mehr, und es kann leicht zu einem Blasen- oder Gebärmuttervorfall kommen. Um den noch instabilen Beckenboden nicht zu sehr zu belasten, sollten Sie anfangs nicht zu lange ruhig auf einem Platz stehen, keine schweren Gegenstände heben und auf der Toilette nicht zu sehr pressen. Durch schwere Anstrengungen könnte der Beckenboden noch mehr nach unten gepresst werden.

Pflegetipp: Massieren Sie den gesamten Dammbereich (zwischen Scheide und After) täglich mit Weizenkeimöl ein. Führen Sie die Massage am besten mit kreisförmigen Bewegungen der Fingerspitzen durch.

Die *Darmmuskulatur* ist auch in Mitleidenschaft gezogen, denn ihr Spannungszustand ist herabgesetzt. Die ersten Tage nach der Geburt haben die meisten Frauen noch keinen Stuhlgang. Achten Sie deshalb auf eine darmanregende, ballaststoffreiche Kost mit frischem Obst, Gemüse und Vollkornprodukten und auf viel Bewegung. Sie können auch öfters mit kreisenden Bewegungen der Hände Ihren Bauch massieren, um die Darmtätigkeit anzuregen.

Die *Venen* sind noch erweitert. Deshalb sollten Sie die Beine so oft wie möglich hoch lagern. Das unterstützt den venösen Rückstrom des Blutes zum Herzen und entlastet Herz und Kreislauf.

Massieren Sie die Beine des Öfteren von unten nach oben, oder streichen Sie sie mit beiden Händen gleichzeitig aus. Viele Stoffwechselübungen sind jetzt angebracht.

Der *Bauch* ist sicher noch ein Weilchen schlaff und schwabbelig. Wie schnell sich dieser Zustand bessert, hängt ganz davon ab, wie regelmäßig Sie in den nächsten Monaten Ihre Bauch- und Beckenbodenübungen machen. Zunächst müssen vor allen Dingen – besonders nach einer Kaiserschnitt-Geburt – die schrägen Bauchmuskeln gekräftigt werden.

Die *Hautpflege* ist jetzt besonders für die überdehnten Bereiche von Bauch und Brust, aber auch an den Oberschenkeln und der Taille sehr wichtig. Empfehlenswert sind Bürstenmassagen, heißkalte Wechselduschen und sorgfältiges Eincremen mit Feuchtigkeitspräparaten und Vitamin-E-haltigen Aufbaucremes.

Bewährt haben sich auch Hautzupfungen: Man nimmt eine Hautfalte zwischen die Finger, zieht sie leicht vom Körper weg und lässt sie wieder los.

Massagen und Bewegungsübungen regen die Durchblutung an. Auch der Gesichtshaut tut das jetzt besonders gut. Eine rosige, frische Gesichtshaut wird Ihnen besonders in dieser Zeit Selbstvertrauen geben. Mehr über Gesichtspflege, -massage sowie spezielle -übungen können Sie in meinem Buch »Das Fitnesstraining fürs Gesicht« nachlesen.

Die *Brüste* sind für viele Frauen das Symbol weiblicher Schönheit. In der Schwangerschaft sind sie größer und schwerer geworden; das Stillen bedeutet noch einmal eine Belastung. Trotzdem müssen sie nicht zwangsläufig ihre Form und Straffheit verlieren. Ein gezieltes Training für kräftige Brust-, Schulter- und Rückenmuskeln, so wie es in diesem Buch beschrieben wird, und eine gerade, aufrechte Haltung sind die besten Voraussetzungen, dass die Brüste ihre Form, Festigkeit und Schönheit wiedergewinnen.

Ich habe der Pflege und Straffung der Brüste ein eigenes Kapitel gewidmet, weil dieses Thema jeder Frau sehr wichtig ist und gerade nach einer Schwangerschaft besondere Aufmerksamkeit verdient.

Brustpflege

Die Hygiene spielt in der Zeit nach der Geburt eine große Rolle, dazu gehört auch die Brustpflege. Die empfindlichen *Brustwarzen* haben Sie wohl schon während der Schwangerschaft durch leichte Zupfungen, Kalt-Warmwasser-Waschungen und abhärtende Massagen auf das Saugen des Babys vorbereitet. Diese Maßnahmen sollten jetzt fortgeführt werden.

Die stark beanspruchten Brustwarzen müssen mit äußerster Sauberkeit behandelt werden und dürfen nicht mit Wochenflusskeimen in Berührung kommen, weil sonst die Gefahr einer Brustentzündung besteht. Also: Solange der Wochenfluss läuft, nicht baden, sondern duschen!

Um wunde Brustwarzen zu vermeiden, setzen Sie sie oft frischer Luft aus, und verzichten Sie auf Seife oder Alkohol. Nach dem Stillen tupfen Sie die Brust mit klarem Wasser ab und lassen sie entweder an der Luft trocknen oder benutzen einen Fön. Anschließend tragen Sie eine vom Arzt verordnete Brustwarzencreme auf, um die Warzen geschmeidig zu halten und sie vor Rissen zu schützen. Aus demselben Grund sollten Sie darauf achten, dass das Baby nicht nur am oberen Teil der Warze nuckelt, sondern sie bis in den Gaumen hineinzieht.

Ein gut sitzender, auskochbarer *Stillbüstenhalter* sorgt für Halt und Reinheit. Durch die inwendigen Körbchen können die saugfähigen *Stilleinlagen* leicht und genau plaziert werden. Das Sekret der Brustdrüsen wird so gleich aufgesaugt.

Es gibt für Haut und Gewebe keinen besseren Trainingsreiz als kaltes Wasser beziehungsweise den *Wechsel von Warm- und Kaltwasser*. Dies ist das ideale Porentraining, es hält die Haut am besten straff, gespannt und gut durchblutet.

Sie können beim Duschen zuerst die eine, dann die andere Brust eine Weile mit warmem, dann mit kaltem Wasser abbrausen. Wichtig ist, dass Sie immer mit dem Kältereiz aufhören.

Oder Sie füllen zwei Schüsseln mit kaltem und warmem Wasser. Zuerst tränken Sie ein Tuch mit warmem Wasser und legen es sich eine Weile auf die Brust, dann wringen Sie es aus, lassen das Tuch sich mit Kaltwasser vollsaugen und legen es wieder auf die Brust. Nach 3 Wiederholungen das Gleiche mit der anderen Brust. Auch hier mit dem Kältereiz die Waschungen beenden.

Lagern und Bewegen

Bevor Sie mit den praktischen Übungen beginnen, sollten Sie sich für den Alltag folgende Regeln einprägen:

- Legen Sie sich in der ersten Zeit nach der Geburt möglichst nicht mit abgestützten Ellenbogen auf den Bauch, zum Beispiel um ein Buch zu lesen. Die Bauchmuskeln werden dabei unnötig überdehnt.
- Beim Schlafen oder Ausruhen ist eine bequeme Bauchlage anzuraten, wenn ein kleines, dickes und festes Kissen unter den Leib gelegt wird, und zwar zwischen den Beckenkamm und die Rippenbögen. Sie können auch ein Kopfkissen oder eine große Decke zu einer festen Rolle zusammenlegen und diese unter die Bauchdecke schieben. Die Unterlage soll der Brust genügend Platz lassen, damit sie nicht gegen die Bodenfläche gedrückt wird. Die Arme können locker neben dem Körper oder angewinkelt vor diesem liegen, so dass der Kopf im letzteren Fall auf den Unterarmen ruht. Immer wird das Gesicht zur Seite gedreht, damit die Ruhende entspannt ist und leicht atmen kann. Durch diese Art der Bauchlage wird nicht nur der Wochenfluss reguliert und gefördert (Stauungen werden verhindert), sondern auch die oft träge gewordenen und verlagerten Unterleibsorgane wie Magen, Leber, Darm, Nieren und Gebärmutter werden in die Bauchhöhle zurückverlagert. Gleichzeitig wird die Bauchdecke gekräftigt und zurückgebildet.

  Große Wirkung kann diese Lagerung, die oft und so lange wie möglich eingenommen werden sollte, gegen den gefürchteten Gebärmuttervorfall oder die Gebärmuttersenkung erzielen.

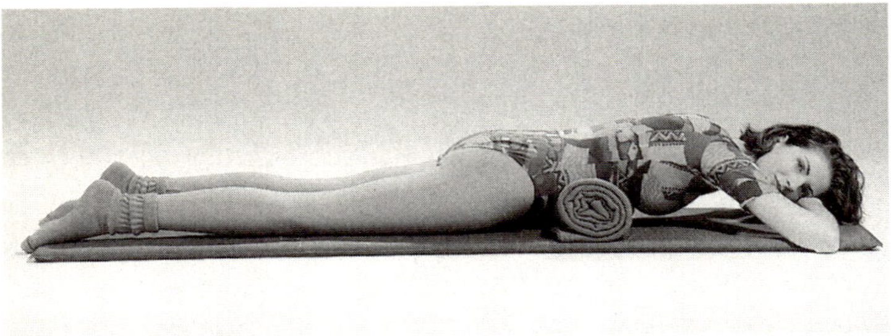

Bequeme Bauchlage beim Ausruhen und Schlafen

- Bei allen Alltagsarbeiten und -bewegungen muss unbedingt daran gedacht werden, dass der Leib – besonders, wenn Sie sich anstrengen (zum Beispiel schwer heben) – nicht nach vorne aus der Bauchhöhle herausgedrängt wird. Achten Sie gleichzeitig darauf, dass die Lendenwirbelsäule nicht zu stark durchgedrückt wird (kein Hohlkreuz machen!).

Denken Sie den ganzen Tag über daran, Bauch und Beckenboden immer etwas anzuspannen und einzuziehen. Dann wieder locker lassen.

Haltung im Alltag

Die beste und anhaltendste Gymnastik zur Erhaltung oder Wiedergewinnung Ihrer formvollendeten Schönheit besteht in einer geraden, aufrechten Haltung im Alltag. Beginnen Sie jetzt damit, Ihre Haltung zu kontrollieren. Wie sitzen Sie in diesem Moment? Wie sitzen, stehen oder bewegen Sie sich beim Einkaufen, Kochen, beim Baden des Babys, Treppensteigen oder im Büro? Schieben Sie vielleicht den Bauch zu weit raus, oder hängen die Schultern nach vorne? Dann wird die Brust zwangsläufig auch nach vorne sinken, und die Muskeln, die sie halten sollen, werden schwächer. Gerade in der Stillzeit sollten diese Muskeln aber kräftig sein, weil sie bedeutend schwerere Brüste zu halten haben. Nehmen Sie jetzt einmal Ihre Schultern bewusst zurück, und beobachten Sie, wie die Brust sich alleine dadurch schon aufrichtet. Wie halten Sie Ihren Kopf normalerweise? Knicken Sie die Halswirbelsäule eventuell zu sehr ab und steht das Kinn zu hoch, oder hängt er lasch und energielos nach vorne? Die Kopfhaltung wirkt sich stark auf die Statik der ganzen Wirbelsäule aus. Nur wenn wir den Kopf aufrecht halten, wird sich auch die Wirbelsäule so aufrichten, wie es ihrer physiologischen Haltung entspricht. Dann befinden sich der Mensch und seine Muskeln im Gleichgewicht, und seine Haltung weist Spannung, nicht Laschheit auf. Das gilt auch für den Brustkorb und die Brustmuskulatur.

Der erste Grundsatz sollte deshalb für Sie immer lauten: *Den Kopf gerade und frei halten, ähnlich einer Blüte auf einem Stengel, die sich der Sonne entgegenreckt.*

Stellen Sie sich anfangs einfach vor, Sie müssten einen Krug voll Wasser auf Ihrem Kopf tragen. Der Blick ist dabei geradeaus gerichtet. Fixieren Sie einen Gegenstand in 10–100 Metern Entfernung, der sich in Ihrer Augenhöhe befindet. Dank dieser Kopfhaltung hebt sich der eingesunkene Brustkorb von selbst. Nehmen Sie die Schultern jetzt noch leicht nach hinten unten (auf keinen Fall hochziehen), und versuchen Sie, in dieser auf-

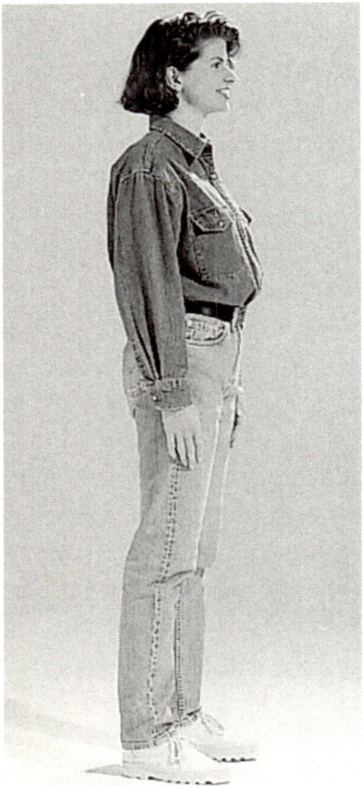

Kopf gerade halten wie eine Blüte auf einem Stengel, Kinn leicht zurückdrücken

Schultern etwas zurückschieben und eher nach unten in Richtung Hüftgelenk schieben

Bauchmuskeln anspannen. Becken leicht nach vorne kippen

Gesäßmuskeln anspannen

Festigkeit nach unten hin durch angespannte, straffe Beckenbodenmuskeln

Steißbein eher etwas nach vorne (Richtung Schambein) ziehen

Knie leicht gebeugt halten. Sie zeigen gerade über die Fußspitzen hinweg

Füße stehen parallel hüftbreit auseinander. Fußspitzen zeigen geradeaus

rechten, ausbalancierten Haltung ein paar Schritte auf und ab zu gehen (wenn Sie wollen, können Sie sich zum Üben ein Buch auf den Kopf legen). Spüren Sie, wie auch der Atem dadurch weiter und freier wird.

Korrigieren Sie sich in der ersten Zeit, bis Sie ein besseres Körpergefühl entwickelt haben, vor einem Spiegel. Nutzen Sie Spaziergänge und Stadtbummel dazu, sich immer wieder in Schaufenstern zu kontrollieren. Sie werden bald feststellen, wie nicht nur Ihre Haltung aufrechter, harmonisch und ausbalancierter wird, sondern auch die Brüste fester, schöner und wohlgeformt erscheinen.

Rückenschonende Haltungs- und Bewegungsschulung ist gleichzeitig immer auch beckenbodenfreundlich und -schonend.

Haltungsschulung

Bei der Haltungsschulung kommt es neben dem richtigen Sitzen, Stehen und Gehen vor allem auf das Heben, Tragen und Bücken an. Gerade die junge Mutter mit Baby oder Kleinkind muss auf solche Bewegungen achten. Schon das Bücken mit krummem Rücken belastet die Wirbelsäule stark, aber durch falsches Heben und Tragen wird die Bandscheiben- und Wirbelbelastung noch größer. Wenn man bedenkt, wie oft eine junge Mutter sich bückt, das Kind hochhebt und dann herumträgt, ist klar, wieviel Wert auf eine gute Haltungsschulung während all dieser Bewegungen gelegt werden muss.

Richtig stehen und sitzen

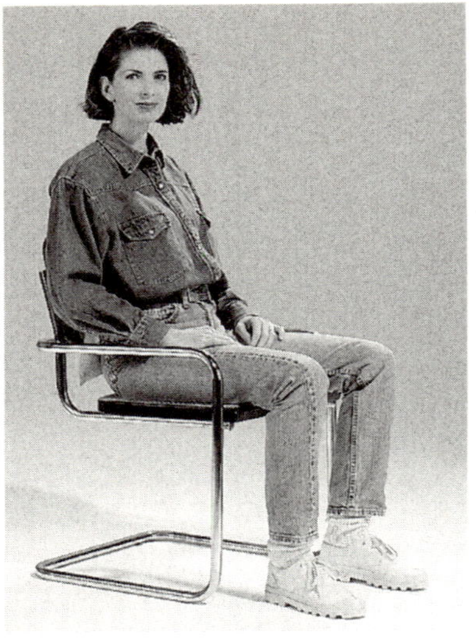

Aufrechte angelehnte Sitzhaltung

- Halswirbelsäule gestreckt, Kopfhaltung gerade. Die Vorstellung, dass man in der Mitte des Scheitels von einem unsichtbaren Faden hochgezogen würde, hilft dabei. Oder man hält den Kopf einfach so, als ob man ein Buch oder einen Wasserkrug darauf balancieren würde.
- Sich im Rumpf möglichst aufrecht halten, so dass der Schultergürtel nicht vor, sondern über den Hüftgelenken ruht.
- Verkehrt wäre aber auch, den Rücken »militärisch« zu überstrecken. Die Wirbelsäule sollte ihre natürliche Doppel-S-Form beibehalten.
- Beim Stehen die Kniegelenke nicht überstrecken beziehungsweise ganz durchdrücken, sondern leicht anbeugen.
- Beim Sitzen mit dem Gesäß bis zur Lehne zurückrutschen und die Wirbelsäule abstützen. Am besten ein kleines Kissen in den Bereich der Lendenwirbelsäule schieben.

Haltung beim Stillen

Achten Sie darauf, dass der Rücken beim Sitzen gut abgestützt ist. Nehmen Sie eine bequeme Haltung ein, und legen Sie sich so viele Kissen wie nötig hinter den Rücken. Angenehm und entspannend ist es, wenn die Füße aufgestellt werden.

Heutzutage wird auch oft eine Stillposition mit dem Pezziball (Therapie- oder auch Sitzball) empfohlen. Dieser wird an die Wand oder noch besser in eine Ecke gelegt. Die Mutter hockt sich mit dem Säugling im Arm davor und benutzt den Ball als elastische Rückenlehne. Sie kann in dieser Position das Gewicht des Kindes, das in ihren Armen liegt, an die Oberschenkel abgeben.

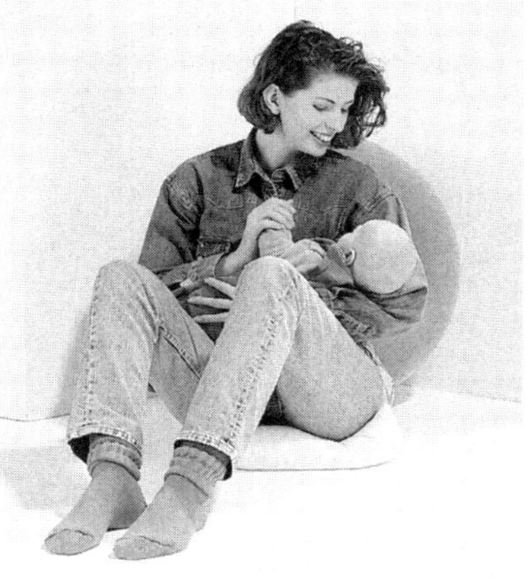

Günstige Stillhaltung: Das Gewicht des Säuglings ruht auf dem Oberschenkel

Richtig bücken, heben und tragen

- So nah wie möglich an den Gegenstand oder das Kind, das man hochheben will, herangehen.
- Beine leicht grätschen, Knie und Hüftgelenke beugen, Oberkörper mit geradem Rücken nach vorne verlagern.

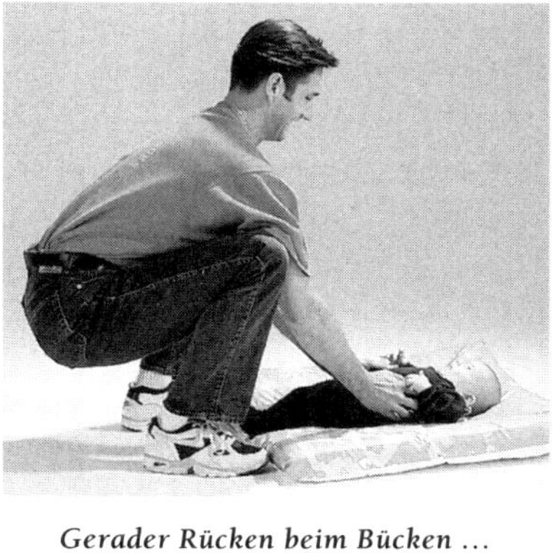

Gerader Rücken beim Bücken …

- Das Kind oder den zu hebenden Gegenstand anheben, nah an den Körper heranziehen und sich aus den Beinen (Oberschenkelmuskeln!) heraus strecken.

> *Bei allen Alltagsbewegungen (Wickeln des Kindes, Staubsaugen, Küchenarbeiten, Gartenarbeiten, Wäschekorb tragen) gilt grundsätzlich:*
> ***So nah ran wie möglich!***
> *Die Beine leicht grätschen oder in Schrittstellung gehen, die Knie etwas beugen, aus den Hüftgelenken heraus vorneigen und den Rücken unbedingt gerade lassen.*

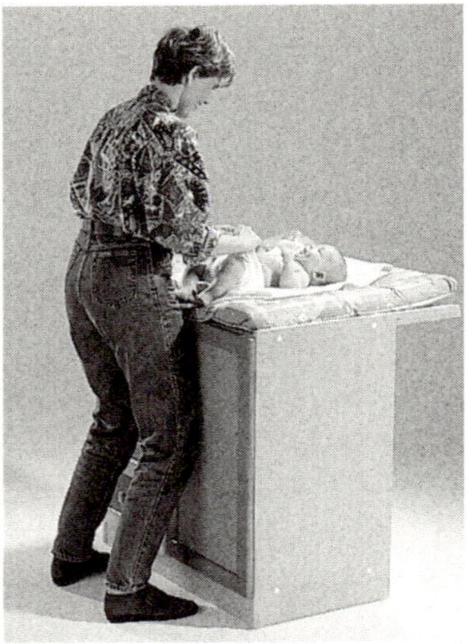

... und bei allen Alltagsarbeiten

Liegen

Günstig ist die Seitlage mit einem oder zwei angezogenen Knien (angenehm: unter das obere Knie ein Kissen legen). Bei breiten Hüften können Sie zusätzlich ein Kissen unter die Taille legen. Das Kopfkissen soll gerade so hoch sein, dass die Halswirbelsäule gerade ist und keinen Knick aufweist.

Aus dem Liegen aufstehen

- Aus der Rückenlage nie mit dem Oberkörper gerade hochkommen. Immer zuerst die Beine aufstellen, dann sich mit dem ganzen Körper (»en bloc«) auf die Seite drehen.

- Wenn man vom Boden aufstehen will, kann man jetzt über den Vierfüßerstand (auf Händen und Knien aufstützen) hochkommen.
- Liegt man im Bett, stellt man den unteren Ellenbogen auf der Matratze auf, stützt die obere Hand vor dem Brustkorb ab und stemmt sich mit geradem Rücken seitlich auf, während man gleichzeitig die Beine über den Bettrand schwingt und die Füße auf dem Boden aufstellt.

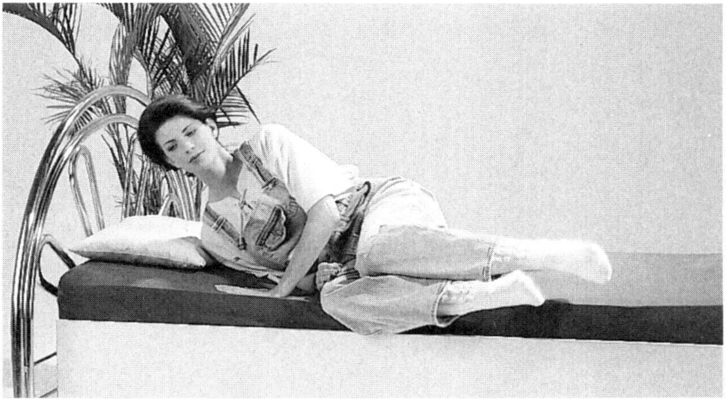

Aufstehen über die Seite

Wochenbett- und Rückbildungsgymnastik

Da ich bereits auf die Vorteile und den Sinn der Übungen hingewiesen habe, möchte ich an dieser Stelle nur noch einmal die wichtigsten Funktionen der Rückbildungsgymnastik zusammenfassen:

- Unterstützung und Förderung der Rückbildungsprozesse
- Anregung von Stoffwechsel und Kreislauf
- Verbesserung des Allgemeinbefindens
- Stauungs-, Embolie- und Thromboseprophylaxe
- Förderung des Wasser- und Fettabbaus im Gewebe
- Vorbeugung einer Gebärmutter- und Unterleibsorgansenkung
- Regulation der Darm- und Blasenfunktion
- Wiederherstellung einer regelrechten Beckenboden- und Bauchspannung
- Wiederherstellung einer kraftvollen, tiefen Atmung
- Training der richtigen Becken- und Ganzkörperspannung (Statik) für eine aufrechte Körperhaltung
- Wiedererreichen der allgemeinen Beweglichkeit

Aufbau des Übungsprogramms

Die Wochenbettgymnastik sollte grundsätzlich *vom Arzt genehmigt* werden, bevor Sie damit anfangen. Nach einer Kaiserschnittentbindung oder einem Dammriss, bei Venenentzündungen, Fieber oder einer Instabilität des Beckens (Symphysenlockerung) muss man erst abwarten, bis die Beschwerden abgeklungen sind.

Mit den *Stoffwechselübungen* können Sie bereits am ersten Tag nach einer komplikationsfreien Geburt beginnen, um den Kreislauf zu unterstützen und den Organismus wieder in Schwung zu bringen. Die kreislaufanregenden und durchblutungsfördernden Übungen vermindern deutlich das Risiko von Blutstauungen, Blutpfropfbildungen (Thrombosen) und Gefäßverschlüssen (Embolien). Zum Stoffwechseltraining gehören alle Übungen, die im Liegen mit Händen, Füßen, Unterarmen oder Unterschenkeln – also den äußeren Extremitäten – ausgeführt werden können. Der Bewegungsrhythmus wird dabei verändert, das Tempo also gesteigert und wieder verlangsamt. Durch kraftvolle Hand-, Arm- und Fußbewegungen ziehen sich die während der Schwangerschaft erweiterten Gefäße schneller zusammen, der verlangsamte Blut- und Lymphtransport wird angeregt und beschleunigt. Die Gefahr von Krampfadern, Venenentzündungen, Hämorrhoiden und anderen Blutstauungen kann so gering gehalten werden.

Die Stoffwechselübungen sollen in einem zweiten Schritt durch eine *tiefe, rhythmische Zwerchfellatmung* ergänzt werden. Das überdehnte und hochgedrängte Zwerchfell nimmt so schneller seinen alten Platz ein, schafft Platz für die anderen inneren Organe wie Herz, Leber und Nieren und gewinnt wieder seine alte Spannung zurück. Der Beckenboden und die Bauchmuskulatur werden gleichzeitig vom Druck der Innereien entlastet. Durch die aktive Mitwirkung der Bauchmuskeln (Atemhilfsmuskeln) an der bewussten Atmung wird die Rückbildung verbessert und beschleunigt. Viel frische Luft sorgt im Verbund mit den Atem- und Stoffwechselübungen dafür, dass der durch die Rückbildungsvorgänge erhöhte Sauerstoffverbrauch ausgeglichen wird. Im Vordergrund der Atemübungen steht die Ausatmung mit dem regelgerechten Zusammenziehen des Bauchs und des Beckenbodens.

Die Zwerchfellatmung ist dann bei allen weiteren Übungen einzusetzen, die An- und Entspannung von Bauch- und Beckenbodenmuskeln wird dabei an den Atemrhythmus angepasst.

Etwa ab dem 3. Wochenbetttag kann man – nach einer normal verlaufenen Geburt – mit den Bauch- und Beckenbodenübungen beginnen, wobei man sich in den ersten Wochen strikt auf das Training der schrägen Muskeln und der Quermuskeln beschränkt. Die geraden Bauchmuskeln sollen zunächst geschont werden, um nicht eine möglicherweise bestehende Rektusdiastase (Auseinanderweichen der geraden Bauchlängsmuskeln) zu verschlimmern.

Der gerade Bauchmuskel (Rektusmuskel) besteht aus zwei langen Muskelsträngen, die etwa 40 Zentimeter lang und 7 Zentimeter breit sind. Sie verlaufen paarig vom Schwertfortsatz am

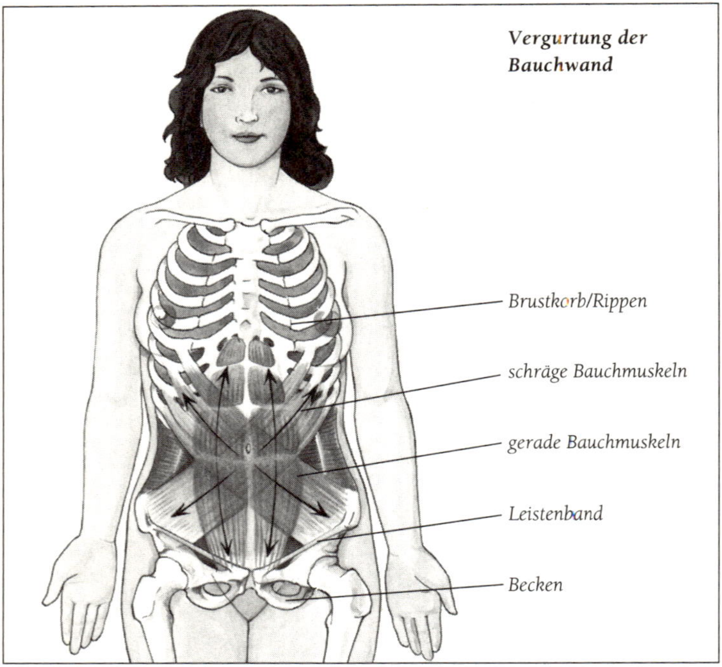
Vergurtung der Bauchwand
Brustkorb/Rippen
schräge Bauchmuskeln
gerade Bauchmuskeln
Leistenband
Becken

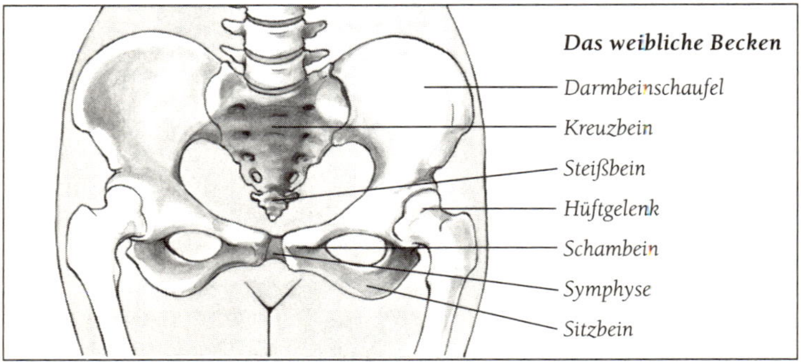
Das weibliche Becken
Darmbeinschaufel
Kreuzbein
Steißbein
Hüftgelenk
Schambein
Symphyse
Sitzbein

unteren Ende des Brustbeins abwärts durch die Scheide einer Sehnenplatte (Rektusscheide) bis zum Schambein des Beckens. Während der Schwangerschaft werden sie sehr stark gedehnt und weichen auseinander. Nach der Geburt nähern sie sich wieder, bis sie parallel verlaufen, was nur durch das Training der schrägen Bauchmuskeln gefördert wird, die den Bauchraum über Kreuz vergurten und zusammenziehen. Zu anstrengende oder belastende Rektusmuskelübungen können in der ersten Zeit nach der Geburt eine erneute Rektusdiastase hervorrufen, anstatt sie zu beseitigen.

Vermeiden Sie deshalb in den ersten Tagen in der Rückenlage das gemeinsame Anheben beider Beine.

Der Beckenboden und die überdehnte Bauchmuskulatur sind oft noch mehrere Monate nach der Geburt nicht voll wiederhergestellt. Größere Belastungen wie zu langes Gehen und Stehen sowie das Heben und Tragen von schweren Lasten oder zu anstrengende Übungen können den Beckenboden, die gelockerten Kreuzbein-Darmbein-Gelenke (Iliosakralgelenke) und die Schambeinfuge (Symphyse) schädigen. Dagegen helfen gezielte Kräftigungsübungen für die schrägen Bauch- und Beckenbodenmuskeln, die auch zu einer ausgewogenen *Körperhaltung* beitragen.

Zum Aufbau einer gesunden Körperhaltung zählen natürlich auch das *Training der Rückenmuskulatur* als Gegenspieler zu Bauch- und Gesäßmuskeln und der Aufbau einer *Ganzkörperspannung*.

In den ersten Tagen und Wochen genügt normalerweise bereits eine *Trainingszeit* von 2-mal 5 Minuten, später von 1-mal täglich 10 Minuten. Achten Sie aber besonders in der Anfangszeit darauf, sich nicht zu überanstrengen. Wiederholen Sie jede Einzelübung 5- bis 10-mal, damit sie ihre Wirkung gut entfalten kann, wenn es leicht fällt auch häufiger.

> *Auch noch Monate nach der Entbindung muss auf ein harmonisches Zusammenwirken von Bauch-, Gesäß- und Beckenbodenmuskeln geachtet werden. Einseitiges Training würde nur schädigende Fehlhaltungen fördern.*

Stoffwechselübungen

Unter Stoffwechsel versteht man die Umsetzung der Nahrung in Energie, die sich in jeder Zelle abspielt. Ausschlaggebend für die Stoffwechseltätigkeit ist die Geschwindigkeit, mit der der Körper die Nahrung in Energie umwandelt.

Als Stoffwechselübungen werden *schnell kräftigende* Bewegungsabläufe der Extremitäten (Gliedmaßen) bezeichnet. Durch das Spannen und Loslassen wird auf die Blutgefäße abwechselnd eine Druck- und Sogwirkung ausgeübt. Man bezeichnet dies auch als *Muskelvenenpumpe* oder als Hilfspumpe des Herzens.

Gleichzeitig stellen die Stoffwechselübungen einen *mechanisch-chemischen Atemantrieb* dar, das heißt, über die beschleunigte Verbrennung von Energieträgern aus der Nahrung wird ein intensiviertes Atembedürfnis hergestellt. Vor oder zwischen einzelnen Atemübungen vermögen sie eine Hyperventilation (Übersättigung des Bluts mit Sauerstoff) zu vermeiden, indem sie den Sauerstoffbedarf des Körpers erhöhen.

Nach Entspannungsübungen werden sie dazu eingesetzt, den Kreislauf wieder in Schwung zu bringen.

Hände und Arme

Ausgangsstellung: Rückenlage im Bett oder auf einer Isomatte. Die Unterschenkel können Sie hoch lagern, die Arme liegen entspannt seitlich neben dem Körper. Die meisten Übungen können

Grundregeln für die Stoffwechselübungen

- Nutzen Sie die Bewegungsbahnen voll aus. Die Bewegungen der Extremitäten sollen weit und ausgiebig sein. Sie enden jeweils mit einer kurzen (schnell kräftigenden) Anspannung.
- Beginnen Sie immer mit den peripher (körperentfernt) liegenden kleinen Gelenken (Finger, Zehen, Hände und Füße). Erst dann werden die großen Gelenke (Ellenbogen, Knie, Schultern und Hüften) bearbeitet.
- Die schnell kräftigenden Übungen zeichnen sich durch einen raschen Wechsel von Anspannung und Entspannung aus. Das Tempo wird dabei variiert: Langsam beginnend steigert man das Tempo allmählich und lässt es langsam wieder abklingen.
- Die Übungen können je nach Befinden 10- bis 30-mal ausgeführt werden. Um den Kreislauf richtig anzuregen, sollte die gesamte Übungsdauer 8–10 Minuten betragen. Achten Sie auf ein Wärmegefühl und ein gesteigertes Atembedürfnis nach 5–8 Minuten, oft auch schon früher.
- Nach jeder Übung erfolgt eine Lockerung und Entspannung des beanspruchten Körperteils.
- Sie können wahlweise entweder eine Gliedmaße allein (zum Beispiel zuerst nur die rechte Hand, dann nur die linke), beide gleichzeitig oder nacheinander im Wechsel üben.

auch im Sitzen durchgeführt werden. Probieren Sie einfach aus, was Ihnen mehr zusagt.

Übung 1

- Die Unterarme etwas vom Untergrund abheben.
- Die Finger beider Hände spreizen und schließen, das Tempo dabei variieren.

Übung 2

- Die Unterarme etwas vom Untergrund abheben.
- Die Finger ausstrecken und die Hände im Handgelenk kreisen, erst im Uhrzeigersinn, dann entgegengesetzt.

Übung 3

- Die Unterarme etwas vom Untergrund abheben.
- Die Hände zu Fäusten ballen und mit den Fäusten im Handgelenk nacheinander in beiden Richtungen kreisen.

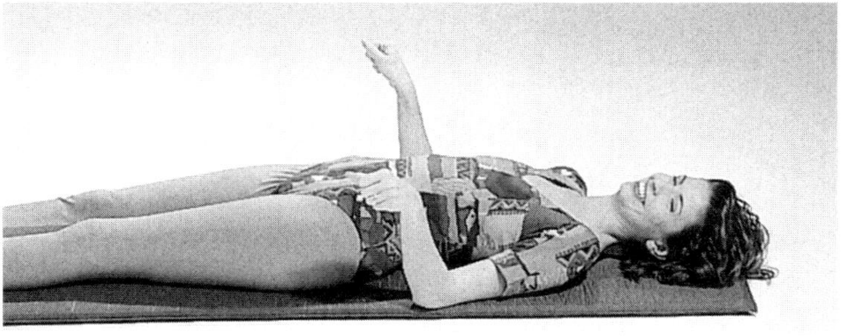

Übung 3

Übung 4

- Die Unterarme etwas vom Untergrund abheben.

- Die Hände mit dem Handrücken nach hinten zum Unterarm beugen, dann mit der Handfläche nach vorne.

Übung 5

- Die Unterarme etwas vom Untergrund abheben.
- Die geballten Fäuste nach vorne und hinten zum Unterarm hin beugen.

Übung 6

- Die Arme im Ellenbogengelenk anbeugen, bis die Fingerspitzen die Schultern berühren, dann wieder durchstrecken.

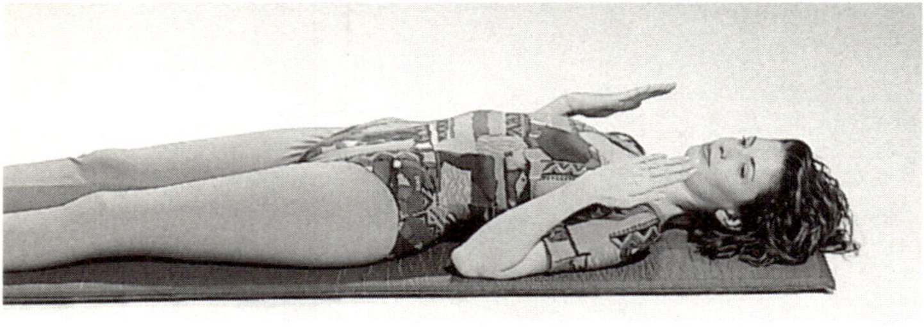

Übung 6

Übung 7

- Die Finger auf der Unterlage spreizen, dann mit kräftigem Faustschluss die Ellenbogen beugen und mit den Fäusten die Schultern berühren.

Übung 8

- Die Hände auf der Unterlage zu Fäusten ballen.
- Die Arme im Ellenbogengelenk anbeugen, dabei die Hände öffnen und mit den Fingerspitzen die Schultern berühren.

- Beim Strecken der Arme die Hände wieder zu Fäusten schließen.

Übung 9

- Die Hände auf der Unterlage fausten, die Arme im Ellenbogengelenk beugen, die Ellenbogen aus dem Schultergelenk hochführen, bis sie senkrecht nach oben zeigen.
- Nacheinander die Oberarme, Unterarme und Hände wieder auf dem Untergrund ablegen.

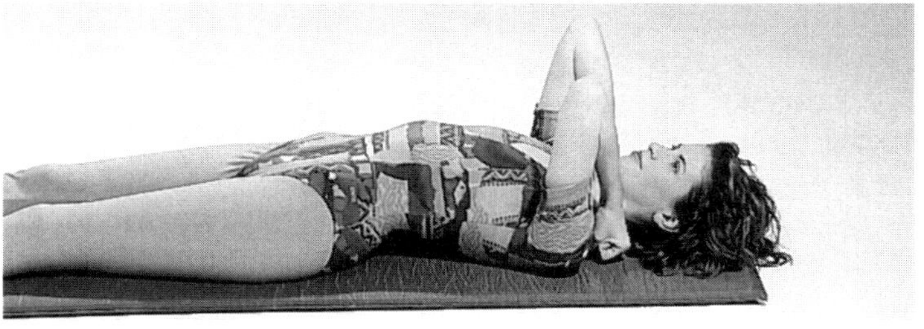

Übung 9

Übung 10

- Die Unterarme anheben, so dass nur die Oberarme aufliegen.
- Die Hände kräftig zu Fäusten ballen, dann die Arme in Richtung Decke hochstrecken und dabei energisch die Finger spreizen.
- Beim Zurückführen der Arme wieder die Hände fausten.

Übung 11

- Die Arme leicht vom Untergrund abheben, dann um die Längsachse vor- und zurückdrehen.

- Achten Sie darauf, dass diese Bewegung aus dem Schultergelenk heraus erfolgt.

Übung 12

- Die Arme entweder hinter den Kopf oder senkrecht nach oben strecken.
- Mit den Armen aus dem Schultergelenk heraus kreisen, dabei die Größe der Kreise und die Geschwindigkeit variieren.
- Während des Kreisens die Finger spreizen und wieder schließen.

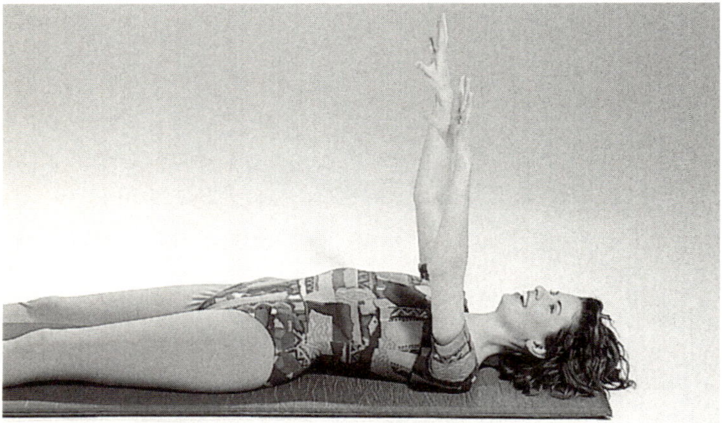

Übung 12

Übung 13

- Die Arme senkrecht hochstrecken.
- Die Arme aus den Schultern heraus nach außen ausbreiten, dann vor dem Brustkorb überkreuzen.

Übung 14

- Diese Übung fällt im Sitzen wahrscheinlich leichter als im Liegen.
- Bei angelegten Armen mit den Schultern kreisen, erst vorwärts, dann rückwärts.

Füße und Beine

Ausgangsstellung: Aufrechtes und gerades Sitzen auf einem Stuhl oder Hocker. Die Füße stehen schulterbreit auseinander, die Hände liegen entspannt auf den Oberschenkeln.

Die meisten Übungen können Sie wahlweise auch im Liegen durchführen.

Für die Übungen 1–4 die Unterschenkel leicht vom Boden abheben.
Wenn nötig, halten Sie sich mit den Händen am hinteren Stuhlrand fest.

Übung 1

- Mit den Füßen im Uhrzeigersinn kreisen, dann in die andere Richtung; zur Abwechslung auch gegeneinander kreisen.

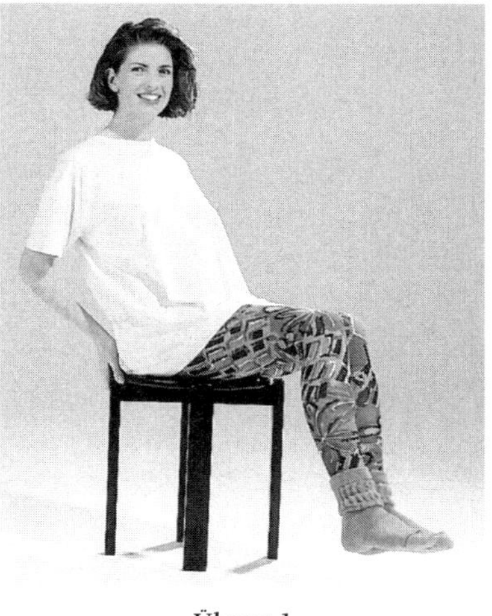

Übung 1

Übung 2

- Die Unterschenkel leicht vom Boden abheben oder Füße auf die Fersen stellen.
- Die Zehen kräftig einkrallen und auseinander spreizen.

Übung 3

- Mit den Füßen kreisen, gleichzeitig die Zehen einkrallen und strecken.

Übung 4

- Die Vorderfüße in den Fußgelenken kräftig auf- und abbewegen.

Für die Übungen 5–12 die Füße auf dem Boden aufsetzen.

Übung 5

- Die Füße auf die Zehen heben und die Fersen wieder absenken.

Übung 6

- Abwechselnd mit Hacken und Zehenspitzen auf dem Boden auftippen.

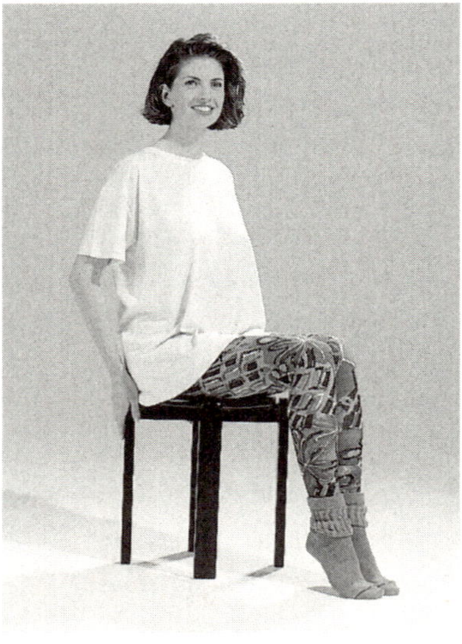

Übung 6

Übung 7

- Abwechselnd mit den Außen- und Innenkanten der Füße auf dem Boden auftippen.

Übung 8

- Abwechselnd die Außen- und Innenkanten der Füße anheben, dabei die Zehen einkrallen.

Übung 9

- Die Füße auf dem Untergrund etwas nach vorne schieben, die Zehen anheben und wieder absenken.

Übung 10

- Ein Bein und den Fuß gleichzeitig hochziehen.
- Das Bein und den Fuß gleichzeitig wieder strecken.
- Dieselbe Übung mit dem anderen Bein ausführen.

Übung 11

- Mit einem Unterschenkel kreisen, dabei den Fuß anziehen und strecken.
- Dieselbe Übung mit dem anderen Bein ausführen.

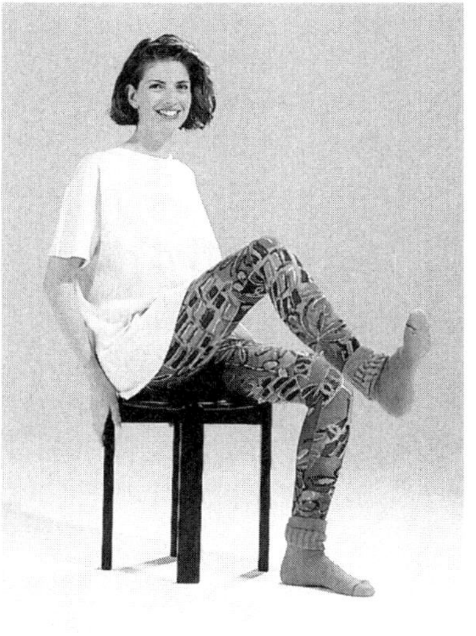

Übung 10

Übung 12

- Ein Bein strecken, den Fuß anziehen und das Bein aus der Hüfte heraus um die Längsachse drehen.
- Die gleiche Übung mit dem anderen Bein ausführen.

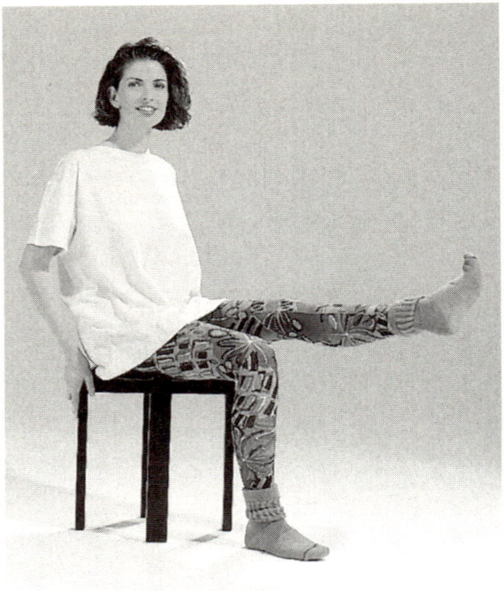

Übung 12

Vorbereitung für die Kräftigungsübungen

Der Beckenboden muss nicht nur während der Schwangerschaft eine immer schwerere Last tragen und ertragen, er wird auch noch bei der Geburt einer außergewöhnlichen Dehnung ausgesetzt. Die Straffung und Kräftigung des Beckenbodens ist daher eine der wichtigsten Aufgaben in der Rückbildungsgymnastik. Diese Übungen sollten besonders sorgfältig und regelmäßig gemacht werden. Beachten Sie dabei unbedingt die Regeln zur Atmung.

Bei den Beckenbodenübungen werden meistens auch die Bauch- und Gesäßmuskeln mit angesprochen und gekräftigt.

Aufbau und Funktion des Beckenbodens

Bevor Sie mit dem Beckenbodentraining beginnen, sollten Sie über die Lage und Funktionsweise der Beckenbodenmuskeln Bescheid wissen. So können Sie sich diese verborgene Muskel-Sehnen-Konstruktion besser vorstellen, sie gezielter wahrnehmen, leichter eine bewusste Kontrolle über sie erlangen und, je nach Erfordernis, die Muskulatur anspannen (straffen) oder locker lassen (zum Beispiel beim Wasserlassen, bei hartem Stuhlgang, wenn Sie unter Hämorrhoiden leiden usw.).

Den Beckenboden bilden 2 Schichten mit Durchtrittstellen für Harnröhre und Scheide (Urogenitaltrakt) sowie für den Enddarm.

1. Die beiden Muskel-Sehnen-Platten der inneren Schicht werden als **Beckenzwerchfell** und **Urogenitalzwerchfell** bezeichnet. Für die Gymnastik sind vor allem die Muskelgruppen von Interesse.

   Das **Beckenzwerchfell** (Diaphragma pelvis) besteht aus

   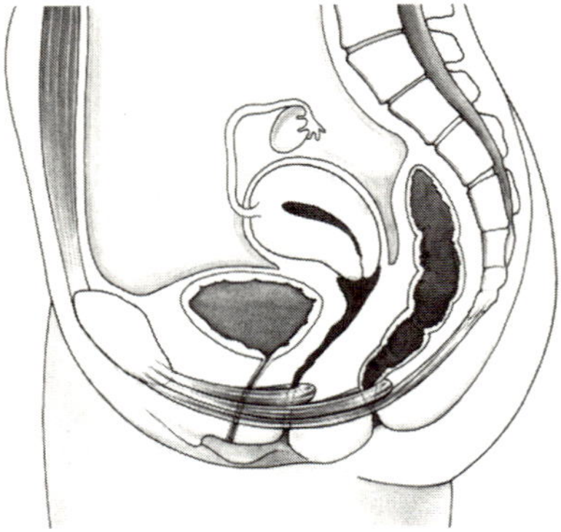

   Verlauf des großen Afterhebemuskels (Musculus levator ani)

   - dem trichterförmigen großen Afterhebemuskel (Musculus levator ani). Er bildet 2 U-förmige Schlingen, die vom Schambein ausgehend um die Öffnungen von Scheide (Musculus pubovaginalis) und Mastdarm (Musculus puborectalis) laufen; 2 Stränge reichen bis zum Steißbein (Musculus pubococcygeus).

     Wenn sich der M. pubovaginalis verkürzt, wird das Zentrum des Beckenbodens nach vorne gezogen; das ist für die Übungen sehr wichtig. Gleichzeitig entsteht auf den leicht durchhängenden Beckenboden eine Sogwirkung, so dass er angehoben wird. Scheide und Harnröhre werden dadurch gestrafft.

     Wenn sich der M. puborectalis zusammenzieht, wird der Darm eingeschnürt und der Stuhl zurückgehalten;
   - dem Steißmuskel (Musculus coccygeus)

   Das dem Beckenzwerchfell vorgelagerte **Urogenitalzwerchfell** (Diaphragma urogenitale) besteht aus

- der Damm-Membran (Ligamentum transversum perinei), einer Bindegewebsplatte, und
- dem tiefen queren Damm-Muskel (Musculus transversus perinei profundus).

2. Die äußere Schicht des Beckenbodens wird von den Schließmuskeln gebildet, die die Öffnungen von After und Harnröhre ringförmig einfassen:
   - äußerer Afterschließmuskel (Musculus ani sphincter externus)
   - Harnröhrenschließmuskel (Musculus sphincter urethrae)

Die **Funktion der Beckenbodenmuskulatur** beruht auf der kombinierten Wirkung aller Muskeln, Bindegewebe und Bänder, die den Rumpf nach unten verschließen, die inneren Organe tragen und den Durchtritt von Harn und Stuhl regeln. Die Beckenbodenmuskeln wirken also

- hebend,
- zum Zentrum hin sammelnd,
- zusammenschnürend.

Bewusstmachung des Beckenbodens

Bevor ich die Kräftigungsübungen für den Beckenboden beschreibe, ist es notwendig, dass Sie Ihre Beckenbodenmuskeln erst einmal bewusst erspüren können.

Es fällt uns leichter, Muskeln zu trainieren, die wie bei Armen und Beinen Gelenke bewegen. Für die Beckenbodenmuskeln, die ja kein Gelenk bewegen, sondern für das Zusammenziehen beziehungsweise Schließen und Öffnen verborgener Kanäle verantwortlich sind, haben viele Frauen nur ein unterentwickeltes Gespür. Man kann sie ja auch nicht sehen, und bisher hat man in der Öffentlichkeit nicht über sie geredet. Für Mädchen und Frauen war es tabu, sie zu ertasten, und man tat so, als wären sie einfach nicht da. Erst in den Kursen zur Geburtsvorbereitung wurde der Beckenboden in den letzten Jahren zum Thema gemacht, und es ist wichtig, die Empfindungsfähigkeit für seine Muskulatur weiterhin zu fördern, ihre Funktionen zu verstehen und sie ihren Aufgaben gemäß zu gebrauchen. Da die Beckenbodenmuskulatur in mancher Hinsicht wichtige Funktionen für den Körper der Frau hat – zum Beispiel als Trageboden für die Eingeweide und inneren Organe, aber auch für ein lusterfülltes Geschlechtsleben und Liebesglück –, muss dieser in der Körpermitte verborgene Körperteil erst bewusst gemacht, wahrgenommen und erspürt werden.

Die schüsselförmige, hängebrückenartige Muskelplatte, die sich vom Schambein zum Steißbein und zwischen den beiden Sitzbeinknochen erstreckt, erscheint von der Seite betrachtet trichterförmig. Für die Kräftigungsübungen ist von Bedeutung, dass die Beckenbodenmuskeln teilweise kulissenartig in 3 Etagen angeordnet sind.

Wenn Sie die folgenden Übungen in Ruhe und mit Konzentration ausführen (ab der 2. Woche nach der Geburt immer möglich), werden Sie die positiven Auswirkungen bald erleben.

Übung 1
Kennen lernen der Begrenzung des Beckenbodens durch die Beckenknochen.

- Legen Sie die Finger einer Hand vorne auf das Schambein, die andere Hand schieben Sie außen am Oberschenkel entlang bis zum Steißbein.
- Stellen Sie sich bildlich vor, wie dazwischen die Beckenbodenmuskeln liegen.
- Dann ertasten Sie Ihre Sitzbeinknochen und erspüren dabei die seitliche Begrenzung der Beckenbodenmuskulatur.
- Wechseln Sie ab und zu die Lage Ihrer Hände und stellen Sie sich dazwischen immer die Beckenbodenmuskulatur vor.

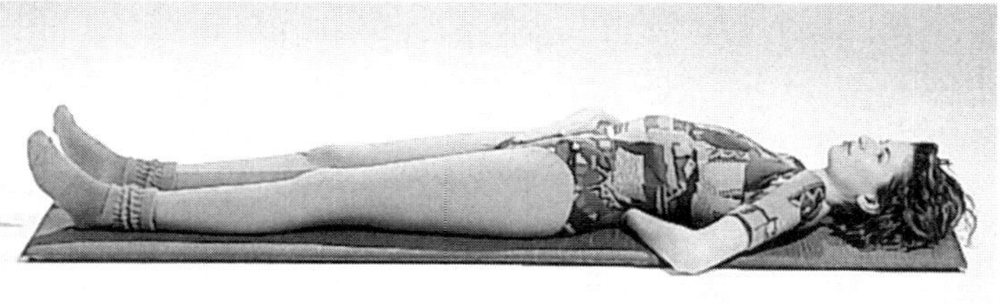

Übung 1

Übung 2
Ertasten der Beckenbodenmuskulatur

- Heben Sie Rücken und Gesäß etwas an.
- Legen Sie eine Hand von oben zwischen den Beinen auf den Beckenboden, mit der anderen greifen Sie von unten – also vom Steißbein her – durch, bis sich die Fingerspitzen berühren.
- Versuchen Sie jetzt, den Beckenboden anzuspannen und nach

innen oben zu ziehen. Der Druck der Hände kann helfen, die Beckenbodenmuskeln besser zu spüren.

- Diese Übung können Sie auch auf einem Stuhl sitzend, im Stehen oder liegend in der Seitenlage (das obere Bein anziehen) machen.

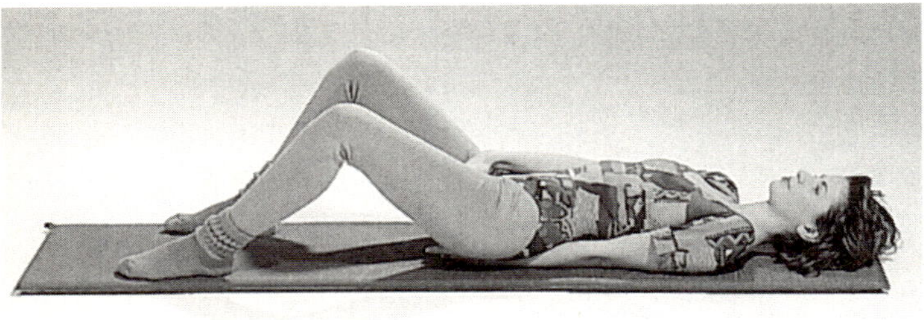

Übung 2

Übung 3
Erfühlen und Wahrnehmen der Beckenbodenmuskulatur

Ausgangsstellung: Eine Decke zusammenrollen, ein festes Kissen oder eine harte Nackenrolle nehmen, auf einen Hocker legen und sich rittlings darauf setzen, so dass das Polster zwischen den Beinen liegt. Sie können die Übung später auch gut auf einem Fahrradsattel machen. Wichtig ist, dass Sie den Druck auf die Scheide deutlich spüren.

- Richten Sie sich gerade auf und etwas nach vorne.
- Stellen Sie sich vor, die Rolle mit der Scheide ergreifen zu wollen, erspüren Sie ganz bewusst das Zusammenziehen der Muskeln in diesem Gebiet und gleichzeitig das Heben des Beckenbodens.
- Halten Sie die Spannung mit maximaler Kraft etwa 6 Sekunden lang, dann entspannen Sie doppelt so lange.

- Verlagern Sie Ihr Gewicht nach hinten, bis der Druck der Rolle mehr im Afterbereich zu spüren ist.
- Wiederholen Sie in dieser Position die Übung mit der hinteren Beckenbodenmuskulatur.
- Mit mehr Praxis werden Sie die Spannung länger halten können (10, 20 oder 30 Sekunden). Danach immer doppelt so lange entspannen.
- Versuchen Sie die Übung ohne untergelegte Rolle.

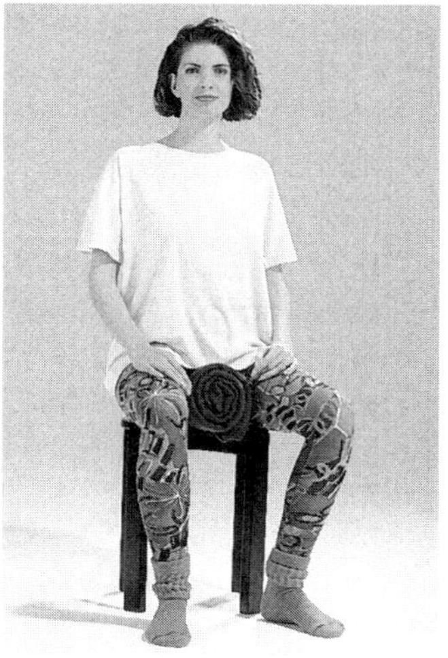

Übung 3

Entspannungs- und Atemübungen

Es ist wichtig, zwischen die Spannungs- und Kräftigungsübungen immer wieder Atem- und Entspannungspausen einzuschieben. Sie können die folgenden Übungen aber auch jederzeit einsetzen, wenn Sie sich gestresst fühlen und eine kurze Erholungspause brauchen.

Ich stelle Ihnen zunächst einige sehr **entspannende Lagerungsformen** vor, bei denen Sie sich gut auf die langsamen und gleichmäßigen Atemzüge konzentrieren können.

- Setzen Sie sich in einen bequemen, fest gepolsterten Stuhl oder Sessel, und lehnen Sie sich mit dem ganzen Rücken an.

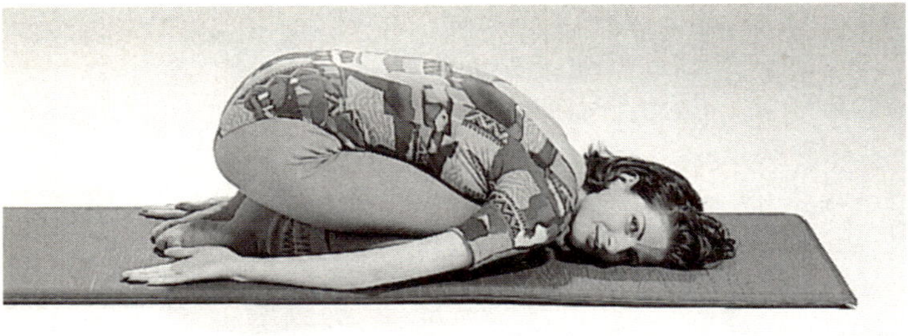

Entspannende Lagerung für die Atemübungen

Die Hände ruhen auf den Armlehnen oder auf den Oberschenkeln.

- Setzen Sie sich auf einen Stuhl, lassen Sie Kopf, Oberkörper und Arme schwer nach vorne herunterhängen.
- Nehmen Sie den **Fersensitz** ein, beugen Sie den Rücken vor, und legen Sie die Stirn oder eine Gesichtsseite auf dem Untergrund ab. Die Arme befinden sich entweder angewinkelt unter dem Körper (die Stirn ruht auf den Händen) oder werden seitlich nach hinten abgelegt.
- Legen Sie sich in Seitenlage auf eine feste Unterlage, ziehen Sie das obere Knie an und stützen das Bein durch ein Kissen oder ziehen Sie beide Knie etwas an.
- Legen Sie sich vor einem Stuhl oder Sessel auf den Rücken, und lagern Sie die Beine hoch. Das Becken kann mit einem Kissen unterstützt werden.

Grundatemübung

Die Atemübungen sollten zwischen 30 Sekunden und 2 Minuten dauern.

- Legen oder setzen Sie sich entspannt hin, die Hände können Sie seitlich leicht auf den Bauch legen.
- Atmen Sie langsam und **tief durch die Nase ein**. Lassen Sie die Luft bis in den Bauch hinunterströmen.
- Nach einem kurzen Stillstand lassen Sie den Atem **langsam durch den Mund aus**strömen.
- Verfolgen Sie dabei, wie sich der Bauch beim Einatmen weitet und beim Ausatmen zusammenzieht.

Erfrischungsübung

- Legen Sie sich mit gestreckten und leicht gespreizten Armen und Beinen auf den Rücken.
- Atmen Sie langsam und gelöst einige Züge ein und aus.
- Während Sie dann Arme und Beine weit auseinander ziehen, atmen Sie tief durch die Nase ein.
- Während Sie die Arme gestreckt nach vorne führen und die Beine anstellen, atmen Sie langsam durch den Mund aus.

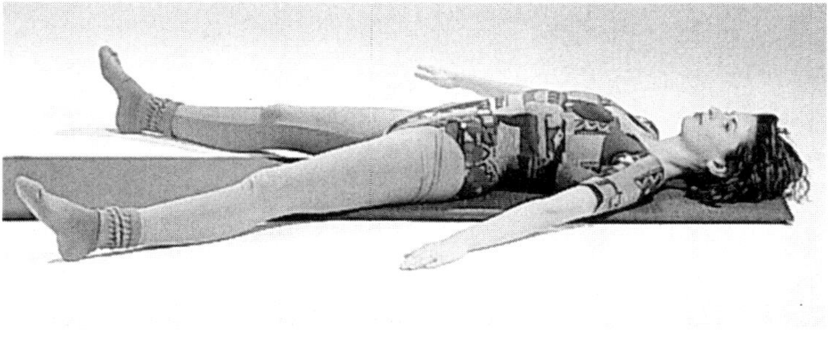

Erfrischungsübung

Beckenbodenübungen

Kegelübung

Die grundlegendste Übung für die Straffung des Beckenbodens wurde nach dem amerikanischen Gynäkologen *Arnold Kegel* benannt; sie wird von verschiedenen Autoren und Gymnastiktherapeuten auch als Kneifübung, Beckenaufzug- oder Liftübung bezeichnet.

Er fand heraus, dass bei Frauen ein hoher Prozentsatz der Fälle von Frigidität (Empfindungslosigkeit beim Geschlechtsverkehr) oder zu geringer vaginaler Empfindungsfähigkeit auf eine zu schwache, funktionsuntüchtige Beckenbodenmuskulatur zurückzuführen ist.

Diese Übung, die für alle Frauen eigentlich das ganze Leben lang sehr wichtig ist, stellt nach der Geburt die wirkungsvollste Grundübung für den Beckenboden dar. Sie trägt aber auch zur Stützung des Oberkörpers und zur automatischen Haltungskorrektur bei. Sie sollte deshalb ab der 2. Woche nach einer normalen Geburt in jedes Training einbezogen und 5- bis 8-mal wiederholt werden.

Ausgangsstellung: Üben Sie zuerst in der bequemen Rückenlage (Beine angestellt, Füße etwa schulterbreit auseinander), später auch im Sitzen, Stehen oder Gehen, außerdem während alltäglicher Tätigkeiten wie Treppensteigen, Schreiben, Abwaschen, Autofahren, Putzen oder Stricken.

Grundregeln für die Spannungs- und Kräftigungsübungen

- Auf keinen Fall den **Atem** während der Anspannung anhalten, sondern immer langsam ausatmen oder den Atem gelöst und ungehindert weiterfließen lassen. Um den Atemstrom kontrollieren und richtig einteilen zu können, ist es hilfreich, durch den Mund auf ein weiches »sch« auszuatmen oder die Luft nur durch einen schmalen Lippenspalt ausströmen zu lassen. Beim Entspannen lässt man den Atem sanft durch die Nase einströmen.
- Spannen Sie die jeweilige Muskelgruppe **langsam steigernd** bis zur maximalen Stärke an, um die optimale Kräftigung der Muskulatur zu erzielen.
- Nach der größtmöglichen Anstrengung – ein Richtwert liegt bei 6 Sekunden – lösen Sie die Spannung langsam wieder auf und gönnen der Muskulatur eine doppelt so lange **Pause** (in diesem Beispiel also 12 Sekunden). Die Entspannung ist wichtig für die Regeneration der Muskeln und um Verkrampfungen zu vermeiden. Nutzen Sie die Entspannungszeit zum Nachspüren!
- Je öfter Sie üben, desto länger können Sie die Spannung aufrechterhalten. Die Zeit für die Entspannungsphasen verlängert sich dadurch natürlich auch.
- Wiederholen Sie **eine Übung jeweils 4- bis 5-mal**.
- Denken Sie immer daran: Die Wirksamkeit der Spannungsübungen beruht nicht auf der Quantität, sondern auf der Qualität der Ausführung.

- Beenden Sie eine Übungseinheit nie mit der völligen Entspannung beziehungsweise Erschlaffung des Beckenbodens. Spannen Sie die Muskeln am Schluss immer etwas an, und achten Sie im Alltag immer wieder auf eine **konstante Grundspannung** der Beckenbodenmuskeln.
- **Vermeiden Sie** beim Üben jegliche **Überforderung**. Wenn eine Übung noch zu anstrengend sein sollte, verschieben Sie sie auf später.
- Werden Sie nicht müde, **täglich** zu üben. Es lohnt sich! Ihr Baby kann ruhig mit dabei sein. Es kann neben Ihnen liegen, Sie können es in den Arm nehmen und bei manchen Übungen sogar mit einbeziehen, indem Sie es zum Beispiel auf die angezogenen Unterschenkel legen. Seien Sie erfinderisch, Babys mögen es meistens, »mitzuturnen«. Zwischendurch können Sie immer wieder zusammen entspannen und schmusen. Vielleicht macht sogar Ihr Partner mit (dem die Beckenbodengymnastik auch nur gut tun kann), und Sie können zu dritt turnen und entspannen.

Variante 1

- Kneifen Sie die Beckenbodenmuskulatur so kräftig wie möglich zusammen, so als ob Sie beim Wasserlassen den Urinstrahl stoppen wollten. Man kann sich auch vorstellen, mit den Schamlippen einen Bleistift umklammern zu wollen. Versuchen Sie, den vorgestellten Gegenstand zusammenzudrücken und dann hochzuheben.

- Spüren Sie dabei, wie sich der Beckenboden hebt und gleichzeitig zur Mitte hin zusammenschnürt.
- Ziehen Sie die Muskulatur mit stetig steigender Anspannung immer fester zusammen, und atmen Sie dabei langsam aus. Sie können sich dabei vorstellen, langsam mit einem Lift aufwärts zu fahren, bis in das oberste Stockwerk.
- Dann die Muskulatur lockerlassen und gelöst einatmen.
- Genießen Sie die Entspannung (doppelt so lange wie Anspannung), und spüren Sie das dabei entstehende Gefühl.

Variante 2

- Stellen Sie sich vor, dass der Lift auf dem Weg nach oben in jedem Stockwerk anhält.
- Lassen Sie die Luft bei jedem Öffnen der Türen schubweise ausströmen.
- Wenn Sie zum Beispiel im 5. Stockwerk die größtmögliche Spannung des Beckenbodens erreicht haben, fahren Sie langsam und sanft wieder hinunter und lassen die Luft leicht und locker einströmen.
- Erspüren Sie während der Entspannungsphase wieder das Gefühl in den Beckenbodenmuskeln.

Variante 3

- Ziehen Sie den Beckenboden wieder ausatmend wie einen Aufzug in eine möglichst hohe Etage (bis zur maximalen Anspannung).
- Halten Sie ihn jetzt ein paar Atemzüge lang in dieser Stellung.
- Lassen Sie beim langsamen Einatmen wieder locker, und spüren Sie in der Pause der Empfindung nach.

Erste Übungsfolge

Nun möchte ich 2 verschiedene Übungssequenzen vorstellen, die optimal für die Kräftigung der Beckenbodenmuskulatur sind. Wenn Sie diese regelmäßig ausführen und gut beherrschen, besitzen Sie auch nach 2, 3 oder mehr Geburten garantiert funktionstüchtige, kräftige Muskeln in diesem Bereich. Wiederholen Sie jede Übung 5- bis 8-mal.

Ausgangsstellung: Rückenlage mit aufgestellten Beinen. Bei Bedarf ein kleines Kissen unter den Nacken legen.

Übung 1

- Atmen Sie aus, und ziehen Sie den Unterbauch (zwischen Nabel und Schambein) langsam kräftig rückwärts in Richtung der Lendenwirbelsäule, als ob Sie den Bauchnabel bis zum Boden drücken wollten.
- Wenn die Luft ganz entwichen ist, lassen Sie die Bauchdeckenspannung los, warten den Impuls zum Einatmen ab und lassen dann die Luft langsam durch die Nase einströmen.

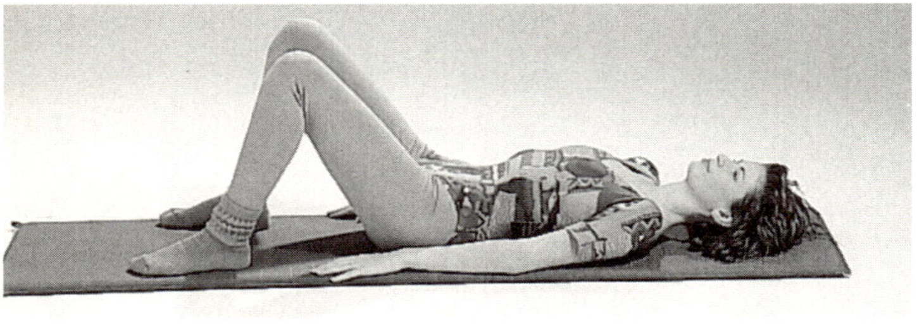

Übung 1

Übung 2

- Atmen Sie aus, indem Sie die Bauchdecke wie bei Übung 1 zuerst nach innen, dann aber nach oben zum Brustkorb hin ziehen.
- Sie werden dabei eine lochartige Vertiefung unterhalb der Rippen bemerken. Die Unterleibsorgane werden nach innen und oben in den Leib zurückgezogen.
- Nach der Anspannung locker lassen und den Atem einfach kommen lassen.

Übung 3

- Atmen Sie aus, ziehen Sie dabei die Bauchdecke nach innen oben, und drücken Sie das Kreuz fest gegen die feste Unterlage, indem Sie das Becken aufrichten.
- Die Spannung halten und so lange wie möglich ausatmen.
- In der Atempause locker lassen und das Bedürfnis zur Einatmung abwarten.

Übung 4

- Während des langsamen Ausatmens nacheinander die Bauchdecke nach innen oben ziehen, das Kreuz so flach wie möglich gegen die Unterlage drücken, die Gesäßmuskeln fest anspannen und den Damm nach innen ziehen.
- Die Spannung so lange steigern, bis der Atem verklungen ist.
- In der Atempause locker lassen und das Bedürfnis zum Einatmen abwarten.

Übung 5

- Während des langsamen Ausatmens die Bauchdecke nach innen oben ziehen, das Kreuz nach unten drücken, die Pobacken zusammenkneifen, als ob Sie ein Blatt Papier festhalten wollten, und bewusst die Beckenbodenmuskeln anspannen und nach oben ziehen.

- In der Atempause entspannen.
- Spüren Sie, wie sich die Ruhe immer weiter ausbreitet.

Übung 6

Hinweis: Lassen Sie die Übung 6 dieser Sequenz in den ersten 3 Wochen nach der Geburt noch aus, oder verändern Sie sie, indem Sie den Kopf nicht gerade anheben (Bauchmuskulatur wird angespannt), sondern abwechselnd zur rechten und linken Seite (schräge Bauchmuskeln).

- Während des Ausatmens die Bauchdecke nach innen oben ziehen, das Kreuz runterdrücken, die Gesäßmuskeln anspannen, den Damm einziehen, die Beckenbodenmuskeln zusammenkneifen und wie mit einem Lift hochziehen, dann den Kopf und die Schultern anheben.
- Lassen Sie sich während der Atempause in die Entspannung fallen, und spüren Sie der Wirkung beim Einatmen nach.

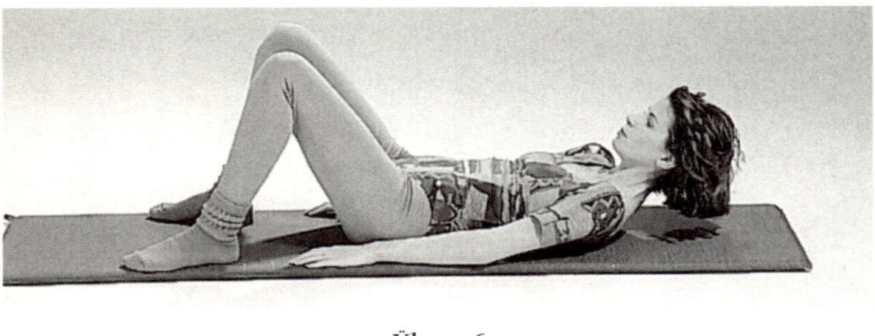

Übung 6

Übung 7

Ausgangsstellung: Rückenlage mit aufgestellten Beinen. Bei Bedarf ein kleines Kissen unter den Nacken legen. Die Arme rechtwinklig abspreizen und beide Hände auf die Schultern legen.

- Bauen Sie im Unterleib die Grundspannung wie in Übung 6 auf.
- Dann den rechten Ellenbogen in Richtung linkes Knie führen, dabei Kopf und rechte Schulter etwas anheben.
- Die Spannung während der Ausatmungsphase halten, dann gelöst zurücklegen und in der Pause einatmen.
- Die Spannung wieder aufbauen und den linken Ellenbogen zum rechten Knie führen.

Übung 8

- Grundspannung wie in Übung 7 aufbauen.
- Während Sie den rechten Ellenbogen zum linken Knie führen, ziehen Sie gleichzeitig das linke Knie und den linken Fuß etwas an.

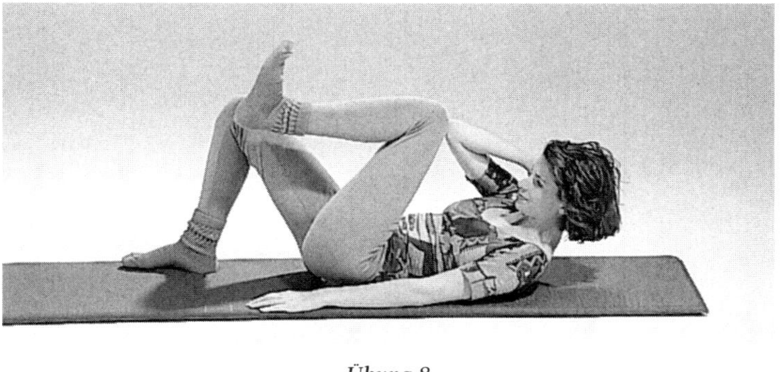

Übung 8

- Falls Sie mit dem Ellenbogen das Knie erreichen, drücken Sie die beiden kräftig gegeneinander.
- Entspannen, zurücklegen und dabei einatmen.
- Dieselbe Übung mit dem linken Ellenbogen und dem rechten Knie ausführen.

Anmerkung: Wenn Sie schon fit genug sind, können Sie die Füße auf den Fersen aufstellen und während der Übungen von sich wegdrücken. Das steigert die Körperspannung zusätzlich. Aber überfordern Sie sich nicht!

Zweite Übungsfolge

Dieses Programm besteht aus 6 Übungen, die **nacheinander** geübt werden sollen, weil dadurch die Übungsintensität langsam und wirkungsvoll gesteigert wird.

In der ersten Zeit, wenn Sie mit dem Grundtraining beginnen, ist es günstig, jede Übung 5-mal zu wiederholen, dann eine kurze Pause machen, um anschließend zur nächsten schwierigeren Übung überzugehen.

Später können Sie die Übungen nacheinander ausführen und die ganze Sequenz 4- bis 5-mal wiederholen. Nach jeder Sequenz etwas ausruhen und tief ein- und ausatmen.

Nach einigen Wochen werden Sie merken, dass Sie die geübten Muskeln immer kräftiger, länger und häufiger anspannen können.

Ausgangsstellung: Rückenlage mit gestreckten oder angestellten Beinen. Bei Bedarf ein kleines Kissen unter den Nacken legen. Sie können die Übungen auch liegend in der Seitenlage oder im Sitzen durchführen.

Übung 1

- Spannen Sie beim Ausatmen den Sphinkter, also den Schließmuskel des Afters, langsam an, indem Sie ihn nach innen ziehen. Da dieser Muskel sehr kräftig ist, können wir ihn am leichtesten bewusst erfühlen und bewegen.
- Lassen Sie dabei die sich unmittelbar in der Nähe der Vagina befindenden Beckenbodenmuskeln in ihrer normalen Spannung.
- Anschließend langsam entspannen und einatmen, zum Schluss auf die Grundspannung der Beckenbodenmuskeln achten.

Übung 2

- Ziehen Sie beim Ausatmen die Scheide zusammen, als ob Sie mit den Schamlippen einen Bleistift umgreifen wollten.
- Spüren Sie die Spannung im vorderen Bereich, dort, wo sich die obere Hälfte der »8«-förmigen Muskulatur befindet.
- Registrieren Sie auch die um den Kreuzungspunkt liegenden queren Dammmuskeln, die durch das Zusammenziehen nach vorne gezogen werden.
- Lassen Sie dann langsam und bewusst »peu à peu« locker, und schließen Sie die Übung mit einer leichten Anspannung ab.
- Wenn Sie die Scheide zusammenziehen und später wieder los-

lassen, können Sie an eine Blume denken, die sich im Zeitraffertempo entfaltet und sich nachts wieder zu einer Knospe schließt.

Übung 3

- Ziehen Sie wieder den Ringmuskel um die Scheide und die Harnröhre herum zusammen, der dabei eine ovale bzw. mandelförmige Form annimmt.
- Nun ziehen Sie die Muskeln noch höher. Legen Sie dabei Ihre Finger in Höhe der Schamhaargrenze auf den Unterleib.
- Ziehen Sie die Muskeln bis hier hoch, und ertasten Sie mit den Fingern die Bewegung des Muskels in Ihrem Inneren.
- Anschließend wieder entspannen und langsam ausatmen.

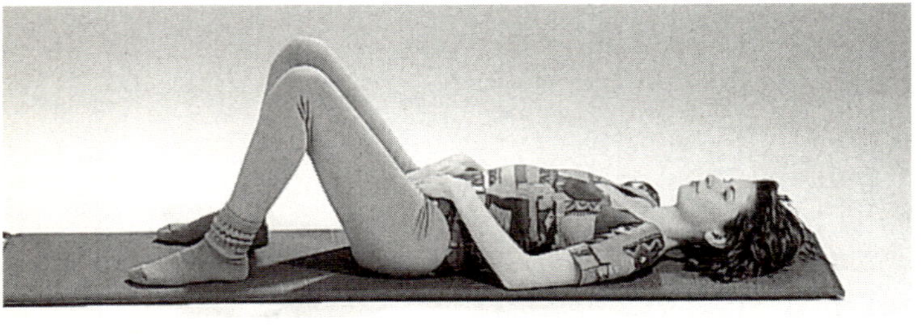

Übung 3

Übung 4

- Spannen Sie die Gesäßmuskeln an. Stellen Sie sich vor, dass Sie ein Stück Papier oder einen Geldschein zwischen den Pobacken festklemmen wollten.
- Entspannen Sie die Gesäßmuskeln wieder.
- Danach die Gesäßmuskeln wieder zusammenziehen und zusätzlich die Beckenbodenmuskeln nach innen ziehen.

- Die Spannung halten.
- Anschließend die Beckenbodenmuskeln isoliert entspannen, während die Spannung in den Gesäßmuskeln noch gehalten wird.
- Nach einigen Sekunden vollständig entspannen.

Übung 5

- Drücken Sie die Oberschenkel zusammen, wodurch sich die Adduktoren an der Innenseite der Oberschenkel anspannen. Die Beckenbodenmuskeln dabei noch locker lassen.
- Die Beine wieder entspannen.
- Dann die Adduktoren anspannen, die Beckenbodenmuskeln nach innen ziehen und die Spannung halten.
- Die Beckenbodenmuskeln wieder locker lassen, während die Spannung in den Oberschenkeln noch bestehen bleibt.
- Danach alle Muskeln locker lassen. Nur die Grundspannung aufrechterhalten.

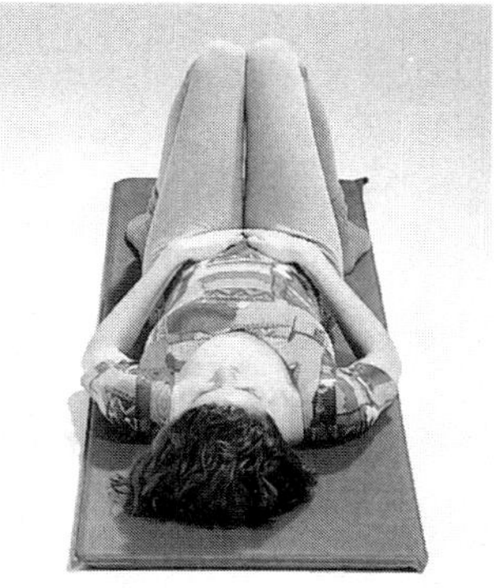

Übung 5

Übung 6

- Legen Sie einen Finger an die Ansatzstelle des Steißbeins, an der ein Schwanz ansetzen würde, wenn Sie ein Affe wären. Sie liegt zwischen den Gesäßhälften am unteren Ende der Wirbelsäule.

- Versuchen Sie nun, den »Schwanz« mit den Steißbeinmuskeln zu heben und eine Weile so zu halten. Der Finger dient nur dazu, die Bewegung zu spüren.
- Dann senken Sie Ihren »Schwanz« langsam und gefühlvoll und lassen wieder völlig locker. Spüren Sie die geringe Bewegung mit Ihrer ganzen Aufmerksamkeit.
- Wenn Ihnen diese Bewegung nach mehrmaligem Üben vertraut ist, versuchen Sie, das Steißbein nach links und rechts zu bewegen, als ob Sie mit Ihrem »Schwanz« wedeln wollten.
- Nach Abschluss dieser Übungsfolge ganz bewusst alle Muskeln lockern, völlig entspannen und die Beckenbodenmuskeln wieder auf ihre Grundspannung bringen.

Übungen für Beckenboden und (schräge) Bauchmuskeln

Beginnen Sie mit den folgenden Übungen ab der 3. Woche nach der Geburt, und wiederholen Sie sie – je nach Übungsstand – 5- bis 10-mal. Für den Anfang ist es empfehlenswert, in der bequemen Rückenlage zu trainieren, in der der Körper gut abgestützt wird. Werden dabei noch die Beine angestellt, vermeiden Sie automatisch eine Hohlkreuzbildung, weil das Kreuz nach unten gegen die Unterlage gedrückt wird.

Denken Sie nach Abschluss der Übungen daran, sich niemals nach vorne mit geradem Oberkörper aufzusetzen, sondern immer über die Seite.

Achten Sie darauf, dass die Längsmuskulatur der Bauchdecke nicht heraussteht beziehungsweise dass der Bauchnabel sich nicht herausstülpt. Geschieht dies doch einmal, brechen Sie die Übung sofort ab, die noch zu anstrengend für Sie ist. Ziehen Sie dann aber noch öfter den Bauch nach innen.

Mit Einsetzen der Wechseljahre werden die Gewebe der Genitalorgane, also auch von Harnröhre, Blase und Beckenboden, etwas dünner und schwächer. Die folgenden Übungen können das Risiko einer daraus entstehenden Harninkontinenz wirkungsvoll reduzieren beziehungsweise eine bestehende Inkontinenz verringern oder ganz beseitigen.

In Rückenlage

Ausgangsstellung: Gestreckte Rückenlage. Die Arme liegen mit den Handflächen nach unten locker neben dem Körper. Bei Bedarf den Kopf und die Halswirbelsäule mit einem kleinen Kissen unterstützen.

Übung 1

- Beide Beine so weit anziehen, dass die Fußsohlen gerade noch auf der Unterlage aufliegen.
- Die Zehenspitzen anziehen und die Fersen gegen den Untergrund und von sich wegdrücken, ohne die Füße zu bewegen. Beachten Sie die Spannung, die sich dabei im Becken- und Lendenbereich aufbaut.
- Gleichzeitig Bauch und Gesäß anspannen, die Lendenwirbelsäule nach unten drücken und den Beckenboden nach innen oben ziehen.
- Alle Muskeln entspannen und langsam einatmen.

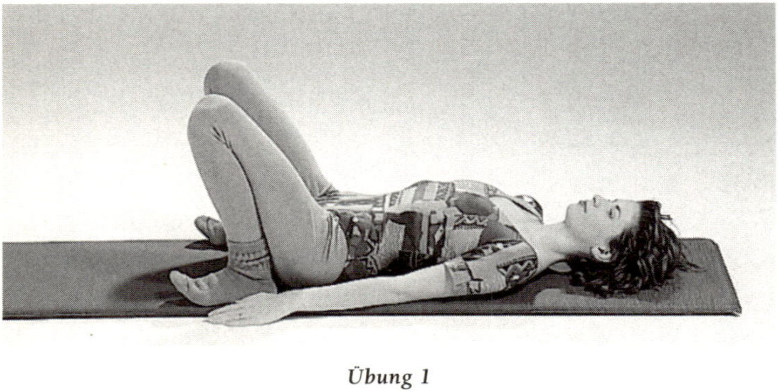

Übung 1

Übung 2

- Beide Beine anstellen.
- Kopf und Schultern leicht anheben, ausatmen, dabei die Rippen herunterziehen, die Bauch- und Beckenbodenmuskulatur anspannen.
- Alle Muskeln entspannen und langsam einatmen.
- Wiederholen Sie die Übung, dabei jedoch die Fußspitzen hochziehen, die Fersen nach unten und von sich wegdrücken.

Übung 3

- Beide Beine anstellen.
- Kopf und Schultern einmal zur linken, dann zur rechten Seite anheben (schräge Bauchmuskeln anspannen).
- Dabei wieder ausatmen, die Rippen herunterziehen, die Bauch- und Beckenbodenmuskulatur anspannen.
- Alle Muskeln entspannen und langsam einatmen.
- Wiederholen Sie die Übung, dabei jedoch die Fußspitzen hochziehen, die Fersen nach unten und von sich wegdrücken.

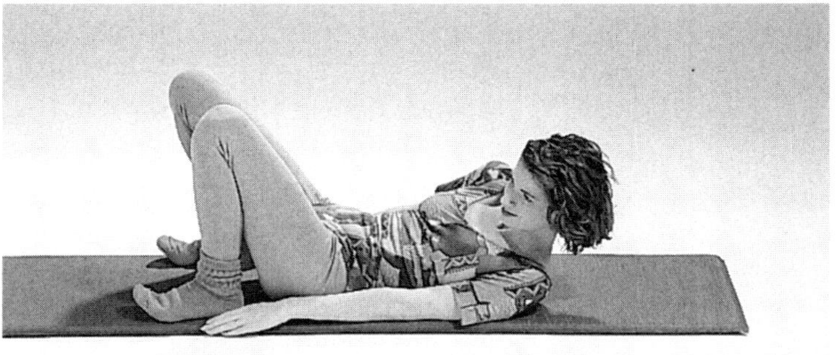

Übung 3

Übung 4

- Die Beine hüftbreit aufstellen, so dass die Fußsohlen gerade noch den Boden berühren.
- Die Arme nach vorne zu den Oberschenkeln strecken, ausatmend Kopf und Schultern heben. Schauen Sie zu den Händen oder Knien, um die richtige Kopfhaltung zu erreichen.
- Eine Weile aushalten und darauf achten, dass sich der Bauch nicht nach außen wölbt, sondern nach innen gezogen wird.
- Auch das Kreuz nach unten drücken und den Beckenboden nach innen oben ziehen.
- Rollen Sie dann wieder gelöst Wirbel für Wirbel ab, und atmen Sie entspannt ein.
- Wiederholen Sie die Übung mit aufgestellten Fersen und Druck der Fersen in den Boden von sich weg.

Übung 5

- Die Beine leicht anziehen und die Fußspitzen hochziehen.
- Die Lendenwirbelsäule nach unten drücken, die Bauch- und

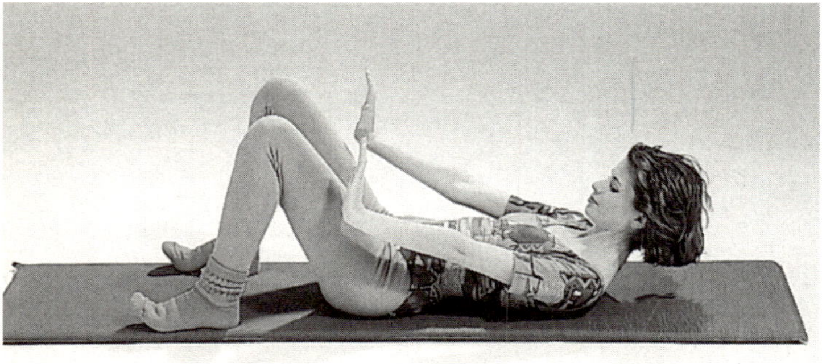

Übung 5

Beckenbodenmuskeln anspannen und die Fersen in die Unterlage drücken.
- Gleichzeitig die Arme leicht anheben, die Hände stark anbeugen und aus den Schultern heraus wegstemmen.
- Dabei den Kopf leicht anheben und zu den Fußspitzen schauen.
- Falls das Halten des Kopfes noch große Probleme macht, kann man diesen zunächst auf einem Kissen liegen lassen; man muss jedoch immer darauf achten, dass das Kinn leicht angezogen ist.

Anmerkung: Die Stemmübungen sind sehr wichtige, intensive und rückenschonende Kräftigungsübungen.

Übung 6

- Stemmübung aus der gleichen Ausgangsstellung wie bei Übung 5, die Arme aber weiter nach vorne anheben, die Hände wieder beugen und so tun, als ob man einen schweren Gegenstand von sich wegdrücken wollte.
- Die Anspannung wieder 5 bis 8 Sekunden halten – später ruhig auch 10 Sekunden –, dann gelöst zurücklegen und kurz entspannen, bevor die Übung wiederholt wird.

Übung 7

- Wie Übung 6, jedoch abwechselnd mit beiden Händen am linken und rechten Oberschenkel vorbei wegstemmen.
- Dabei die Anspannung in den schrägen Bauchmuskeln spüren, aber auch bewusst den Beckenboden nach innen oben ziehen.

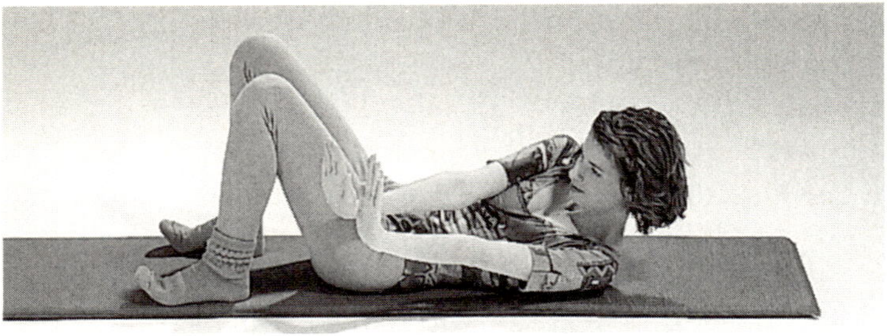

Übung 7

Übung 8

- Beide Beine so aufstellen, dass sich die Knie berühren und zwischen den Füßen ein schulterbreiter Abstand besteht.
- Die Knie zusammendrücken (Anspannung in den Oberschenkelinnenseiten spüren!), die Lendenwirbelsäule fest gegen die Unterlage schmiegen, den Bauch nach innen ziehen, die Gesäßmuskeln anspannen und den Beckenboden zusammenkneifen und nach oben saugen, dabei ausatmen.
- Achtung: Kein Hohlkreuz entstehen lassen! Lieber das Steißbein vorne etwas anheben.
- Die Spannung wieder lösen und locker einatmen.
- Die gleiche Übung wiederholen, dabei zusätzlich Kopf, Schultern und Arme etwas anheben und letztere wie in Übung 5 oder 6 wegstemmen.

Übung 9

- Beide Beine anstellen.
- Bauch-, Beckenboden- und Gesäßmuskeln anspannen und beide Beine nach rechts kippen, dann wieder anstellen und kurz entspannen.

- Die gleiche Bewegung zur anderen Seite.
- Die Schultern sollen dabei am Boden bleiben.

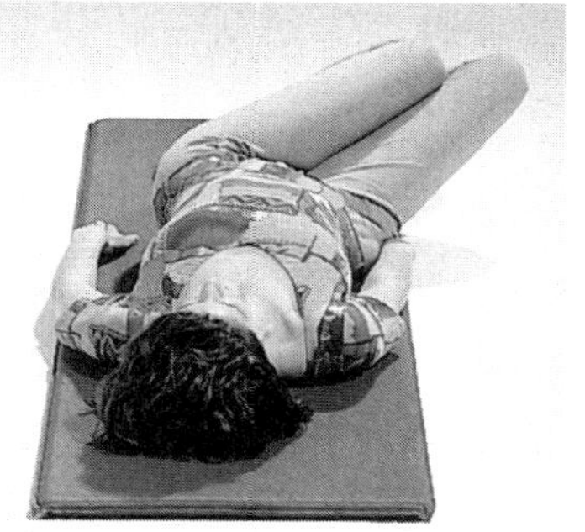

Übung 9

Übung 10

- Die Beine anstellen.
- Bauch-, Beckenboden- und Gesäßmuskeln anspannen, dann das rechte und linke Knie nacheinander zum Bauch ziehen.
- Spannung beibehalten und beide Knie nach rechts zur Seite ablegen, dabei ausatmen.
- Achten Sie darauf, dass die Schultern am Boden liegen bleiben.
- Der Kopf dreht sich etwas in die entgegengesetzte Richtung.
- In dieser Lage die Spannung loslassen und den Atem kommen lassen.
- Dann die Spannung wieder aufbauen, die Knie hochführen und zur linken Seite senken.
- Der Kopf dreht sich in die entgegengesetzte Richtung.
- Die Spannung wieder loslassen und gelöst einatmen.
- Spannung aufbauen und die Knie wieder hochführen.

Übung 11

- Wie bei Übung 8 die Füße hüftbreit oder etwas weiter aufstellen und die Knie zusammendrücken.
- Während der Ausatmung Kopf und Schultern leicht anheben,

abwechselnd den rechten und linken Arm nach vorne strecken und die Hand zwischen die Knie klemmen.

- Alle Muskeln wie bei Übung 8 anspannen und versuchen, die Hand gegen den Widerstand der Knie herauszuziehen.
- Beim Zurücklegen gelöst den Atem kommen lassen.

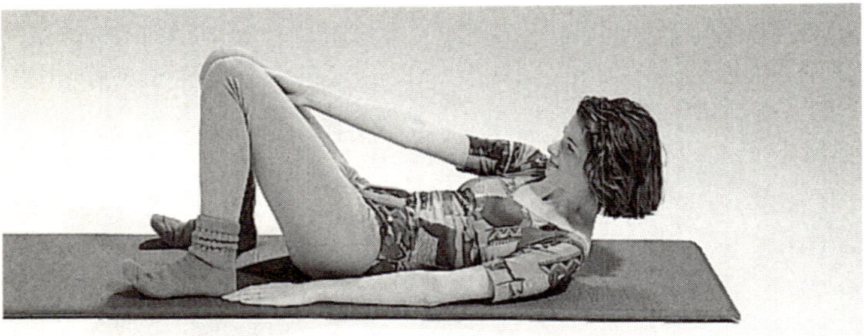

Übung 11

Übung 12

- Die Beine anstellen und einen Gegenstand (Buch, Kissen oder ähnliches) zwischen die Knie klemmen.
- Bauch und Beckenboden anspannen, das Kreuz runterdrücken und den Gegenstand fest zusammendrücken.
- Versuchen Sie während der Anspannungsphase auch einmal, die Knie mit dem eingeklemmten Gegenstand abwechselnd rechts und links abzulegen.
- Die Spannung so lange wie möglich halten, dann locker lassen und ruhig einatmen.

Übung 13

- Die Beine aufstellen.
- Die rechte Beckenseite beim Ausatmen kräftig anheben, bis sie

senkrecht nach oben weist. Dabei Bauch- und Beckenbodenmuskeln nach innen ziehen und die Gesäßmuskeln anspannen. Beide Schultern sollen auf dem Boden bleiben.

- Rechte Beckenseite wieder ablegen, entspannen und ruhig ausatmen.
- Das ganze Becken abheben (das Steißbein nach vorne hochziehen), Spannung halten, das Becken kurz darauf wieder ablegen und beim Einatmen entspannen.
- Die linke Beckenseite in gleicher Weise beim Ausatmen kräftig anheben, bis sie senkrecht nach oben weist, und zurückführen.
- In einer Schaukelbewegung zuerst die rechte Beckenseite hochheben, dann langsam ablegen und gleich die linke Seite anheben. Diese Bewegung einige Male fließend wiederholen. Das kräftigt nicht nur, sondern lockert auch.
- In der Grundstellung wieder locker lassen und entspannen.

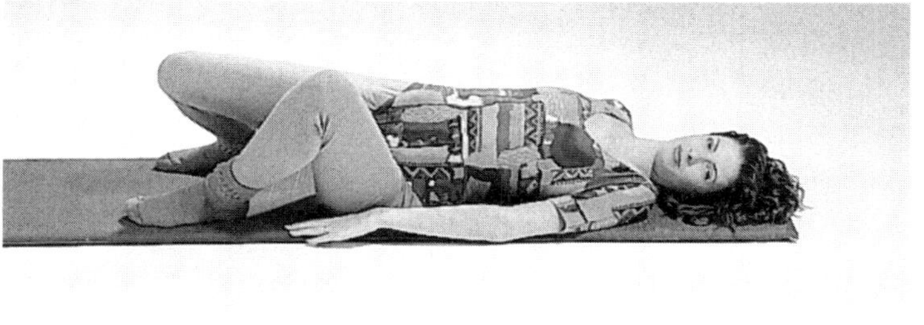

Übung 13

Übung 14

- Bei gestreckten Beinen die Füße anziehen, abwechselnd die rechte und linke Beckenseite zu den Rippen hochziehen und die Gesäßmuskeln anspannen, dabei ausatmen.
- Die Lendenwirbelsäule bleibt flach am Boden.

- Die Bewegung langsam ausführen und der Anspannung im seitlichen Bauch- und Beckenbereich der hochziehenden Hüfte nachspüren.
- Beim Zurückführen in die Ausgangsstellung langsam einatmen.
- Die Bewegung jetzt abwechselnd nach rechts und links fließend und gleitend ausführen. Es kommt dabei mehr auf das lockernde Moment für die Beckengelenke als auf die Muskelanspannung an.

Übung 15

- Wie in Übung 14 das gestreckte Bein der arbeitenden Seite mit angezogenem Fuß beim Ausatmen zu den Rippen hochziehen, so dass die Hüfte eng zusammengezogen wird.
- Beim Zurückführen des Beins einatmen.
- Dann das Bein beim Ausatmen besonders weit nach unten von sich wegstrecken, so dass die Bänder, die Wirbelsäule und Becken verbinden, gedehnt und gelockert werden.
- Nach mehrmaligem Wechsel der Beine die Bewegung fließend, wiegend von einer Seite zur anderen ausführen, und den Atem dabei natürlich strömen lassen.

Übung 16

- Wie in den letzten beiden Übungen zuerst das rechte Bein mit angezogenem Fuß in die Hüfte hineinziehen, dabei Kopf und linke Schulter leicht anheben und zur rechten Hüfte schauen. Die rechte Schulter bleibt auf dem Boden.
- Die Spannung 5–8 Sekunden halten, dann gelöst zurücklegen, einatmen und kurz entspannen.

- Die Übung mit dem linken Bein und der rechten Schulter ausführen.

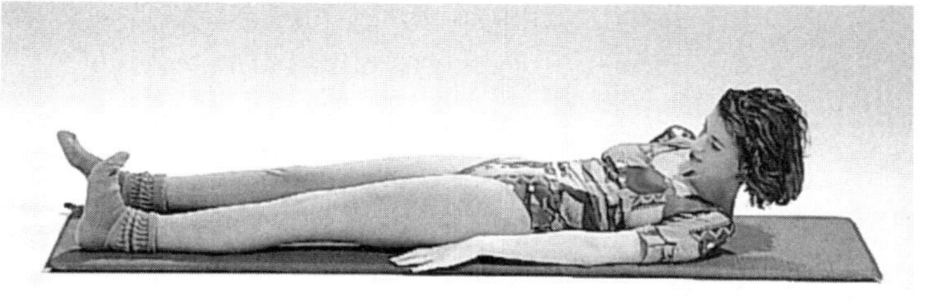

Übung 16

Übung 17

- Die Beine hüftbreit aufstellen, beide Hände an die Innenseiten der Oberschenkel legen.
- Beckenboden und Bauch anspannen und gleichzeitig versuchen, die Knie gegen den Widerstand der Hände zu schließen (ohne dass es zum völligen Knieschluss kommt), dabei langsam ausatmen.
- Beim lockeren Öffnen der Knie einatmen.

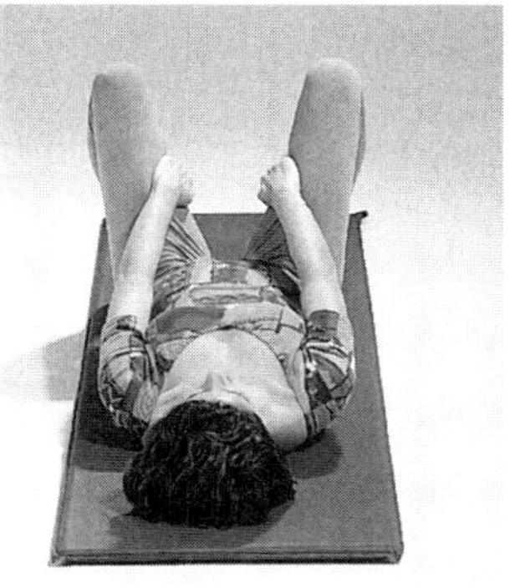

Übung 17

Übung 18

- Wie Übung 17, aber die Hände an die Außenseite der Oberschenkel legen.
- Während des Ausatmens Beckenboden und Bauch anspannen

und versuchen, die Knie gegen den Widerstand der Hände zu öffnen.
- Dann locker lassen, die Knie auseinander fallen lassen und einatmen.

Übung 19

- Beide Knie gegrätscht zum Bauch hochziehen, die Hände an die Außenseiten der Knie legen, die Fußspitzen berühren sich gegenseitig.
- Beckenboden- und Bauchmuskulatur anspannen, das Kreuz nach unten drücken und die Knie gegen den Widerstand der Hände öffnen, dabei ausatmen.
- Dann die Spannung lösen und in dieser Stellung einatmen.
- Die Hände an die Innenseiten der Oberschenkel legen, Spannung aufbauen, die Knie zusammendrücken und ausatmen.
- Zurück in die Ausgangsstellung gehen, entspannen und ruhig atmen.

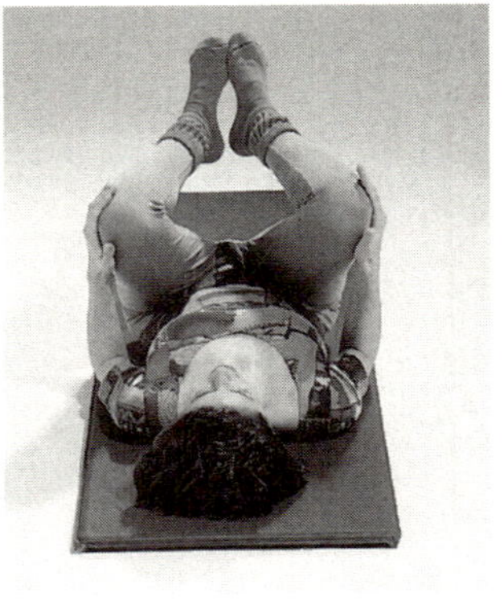

Übung 19

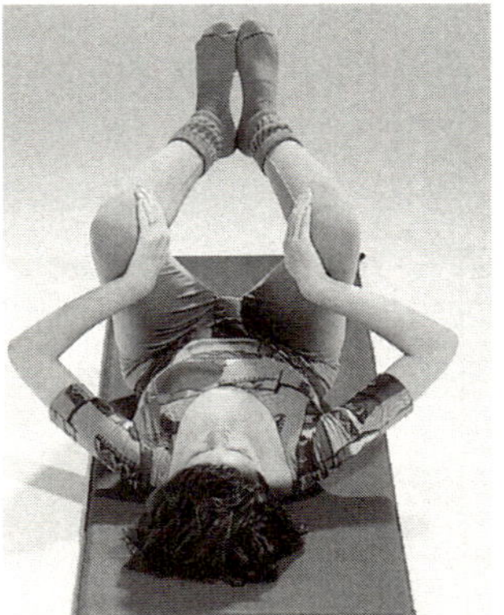

Übung 20

- Gestreckte Rückenlage, mit beiden Händen an die Beckenseiten greifen.
- Bauch- und Beckenbodenmuskeln anspannen, die Lendenwirbelsäule gegen den Untergrund drücken und die rechte Beckenseite gegen den Widerstand der rechten Hand nach oben ziehen.
- Die Anspannung so lange wie möglich halten – mindestens aber 5 Sekunden – und dabei ausatmen.
- Dann entspannen und gelöst einatmen.
- Die Übung mit dem linken Bein wiederholen.
- Zur **Steigerung** wie bei Übung 16 während der Anspannungsphase jeweils den Kopf und die gegenseitige Schulter anheben.
- Lassen Sie sich genügend Zeit für die Entspannung und Erholung.

Übung 21

- Beide Beine aufstellen.
- Abwechselnd das rechte und linke Bein senkrecht hochstrecken und den Fuß bei gestrecktem Bein zum Körper heranziehen.
- Bauch- und Beckenbodenmuskeln anspannen, Kreuz und Nacken gegen die Unterlage drücken, den Fuß bewusst heranziehen.
- Die Anspannung 2–4 Atemzüge lang aufrechterhalten, dann das Bein senken, dabei ausatmen und in der Ausgangsstellung entspannen.
- Zur **Steigerung** die Fußsohle des nach oben gestreckten Beins

bewusst nach oben schieben, das Kreuz aber nach unten drücken, dabei ausatmen.

- **Sehr intensiv** wird die Übung, wenn man beim Schieben des Fußes nach oben gleichzeitig das Becken mit anhebt. Dabei ganz bewusst die Beckenbodenmuskeln nach innen oben ziehen und den Atem ausströmen lassen.

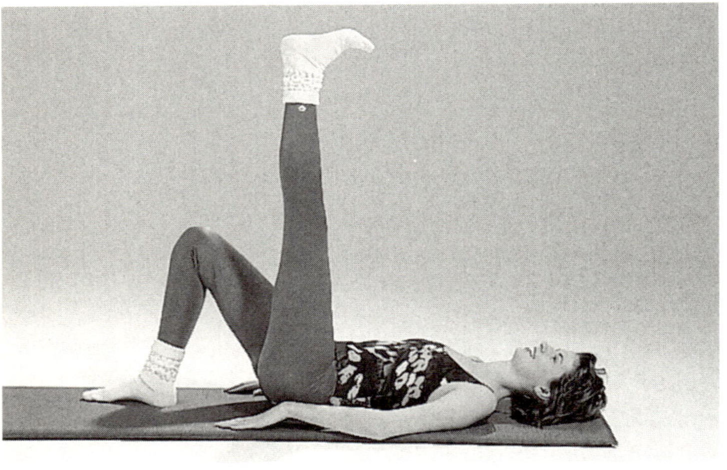

Übung 21

Übung 22

- Beide Beine anstellen.
- Die Lendenwirbelsäule nach unten drücken, Bauch- und Beckenbodenmuskeln anspannen, dann den Kopf und die rechte Schulter anheben, langsam ausatmen und mit der rechten Hand zum linken Oberschenkel ziehen.
- Versuchen Sie, in dieser Haltung einige Atemzüge lang auszuhalten.

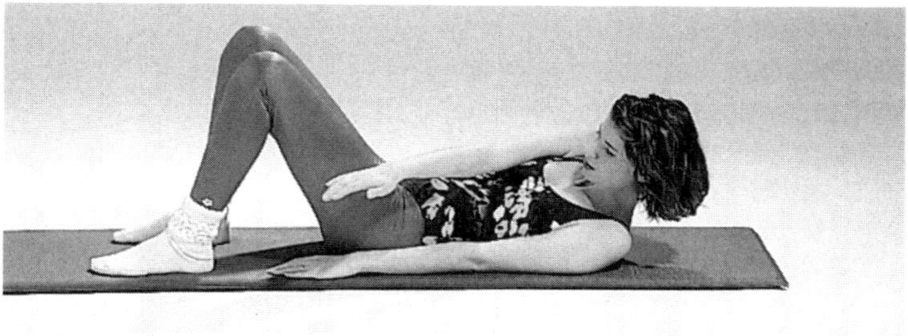

Übung 22

- Beim Zurücklegen gelöst einatmen.
- Die Übung zur anderen Seite ausführen.
- Zur **Steigerung** abwechselnd das rechte und linke Bein gestreckt hochheben, gleichzeitig Kopf und Schultern etwas anheben und während des Ausatmens mit dem gegengleichen Arm zum hochgestreckten Bein ziehen.
- Dann entspannt zurücklegen und locker einatmen.

Übung 23

- Beide Beine aufstellen.
- Das Kreuz nach unten drücken, Bauch und Beckenboden anspannen, den Kopf und die rechte Schulter anheben, mit der rechten Hand vorziehen und die Handfläche an die Außenseite des linken Oberschenkels legen.
- Mit der Hand gegen den Oberschenkel drücken, dabei ausatmen oder den Atem 2–4 Atemzüge lang locker fließen lassen.
- Beim Zurücklegen entspannen und einatmen.
- Gegengleich üben.
- Zur **Steigerung** zuerst die Fersen nach unten vorne in die

Unterlage stemmen sowie den linken Arm und das Schulterblatt gegen den Boden drücken.

- Dann mit dieser Spannung die Übung wie beschrieben durchführen.

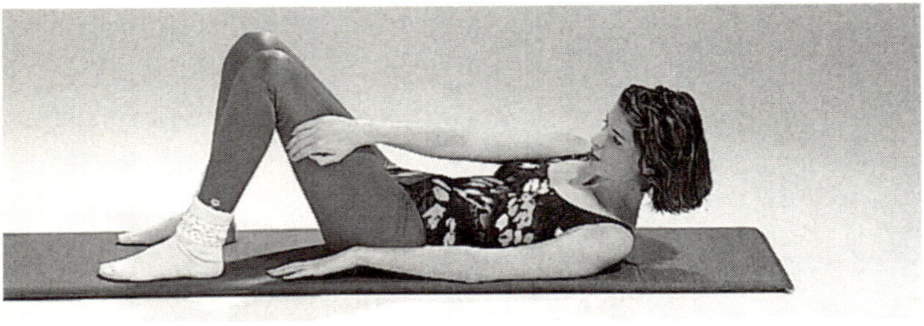

Übung 23

Übung 24

- Beide Beine anstellen und Grundspannung wie in Übung 23 aufbauen.
- Die rechte Ferse nach unten vorne in den Boden stemmen.
- Das linke Knie etwas zum Bauch hin ziehen und beim Ausatmen mit der Handwurzel des gestreckten rechten Arms kräftig dagegendrücken.
- Beim Zurücklegen entspannen und einatmen.
- Die Übung mit der anderen Seite durchführen.

Übung 25

- Rückenlage, die Füße anziehen und über dem Knöchelgelenk kreuzen, so dass die Außenkanten der Füße einander abstützen.
- Das Kreuz fest gegen die Unterlage drücken, Bauch-, Gesäß- und Beckenbodenmuskeln anspannen, die Waden nach un-

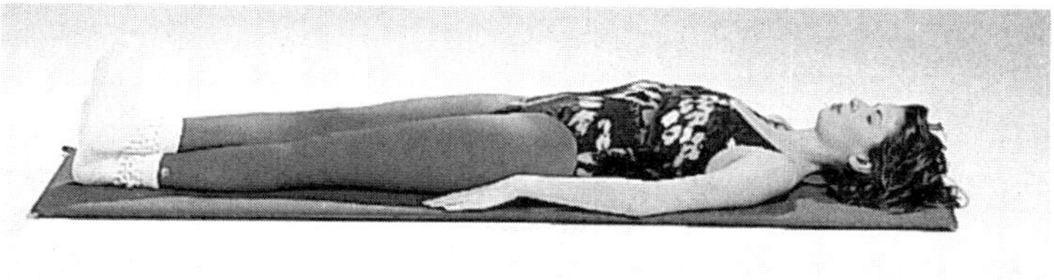

Übung 25

ten drücken und dabei den Atem gleichmäßig ausströmen lassen.

- Die Spannung halten, dann loslassen und den Atem kommen lassen.
- Beim Wiederholen die Beinstellung wechseln.

Übung 26

- Beinstellung wie in Übung 25.
- Bauch- und Beckenbodenmuskeln anspannen.
- Die Gesäßmuskeln kräftig anspannen, bis das ganze Becken vom Untergrund abgehoben wird. Die Knie bleiben gestreckt, das Körpergewicht ruht nur noch auf dem Schultergürtel und den Fersen.
- Die Spannung halten und langsam ausatmen.
- Dann entspannen und einatmen. Beim Wiederholen die Fußhaltung wechseln.

Übung 27

- In der gestreckten Rückenlage die Hände und Füße so weit wie möglich anbeugen und zum Körper hinziehen; Knie und Ellenbogen bleiben gestreckt.

- Den Kopf heben und das Kinn zum Brustbein ziehen.
- Beim Ausatmen die Spannung 5–10 Sekunden halten. Beachten Sie die Anspannung in den geraden Bauchmuskeln, und ziehen Sie die Beckenbodenmuskeln nach innen oben.
- Gelöst zurücklegen und ruhig einatmen.

Übung 28

- Beide Beine aufstellen; während des Ausatmens Bauch-, Beckenboden- und Gesäßmuskulatur anspannen und dabei das Becken heben.
- Das Becken nach rechts verschieben, ablegen und entspannt einatmen.
- Wieder alle Muskeln anspannen, das Becken beim Ausatmen heben, nach links verschieben, ablegen und ruhig einatmen.
- Nach der letzten Wiederholung das Becken wieder mittig ablegen.

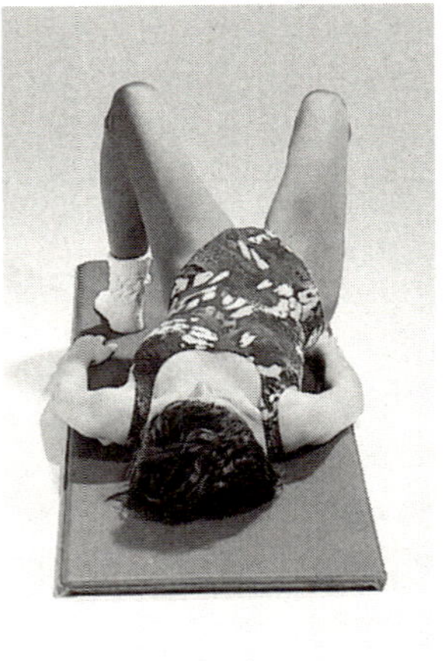

Übung 28

Übung 29

- Das Becken unter Anspannung aller Muskeln wie in Übung 28 so hoch wie möglich heben und in dieser Position 2–3 tiefe Atemzüge lang aushalten.
- Langsam ausatmen und den Rücken Wirbel für Wirbel langsam ablegen, bis Sie wieder ganz flach und entspannt liegen.

Die nächsten Übungen sollten Sie erst ab der 3. oder 4. Woche nach der Geburt durchführen, und auch nur dann, wenn Sie die Bauchmuskeln vorher schon trainiert haben.

Übung 30

- Beide Beine aufstellen; Bauch-, Beckenboden- und Gesäßmuskulatur anspannen und das Becken anheben.
- Beim Ausatmen ein Knie zum Bauch heranziehen, dabei den Beckenboden kräftig nach innen oben ziehen.
- Das Bein wieder aufstellen, Wirbelsäule und Becken langsam ablegen und entspannt einatmen.
- Diese Übung nur so oft wiederholen, wie es Ihrem momentanen Trainingszustand entspricht.

Übung 31

- Die Beine geschlossen aufstellen.
- Den Bauch nach innen ziehen, den Beckenboden zusammenschnüren und nach oben ziehen, die Gesäßmuskeln kräftig anspannen, dann das Becken und den Oberkörper Wirbel für Wirbel heben.
- Die Knie beim Ausatmen

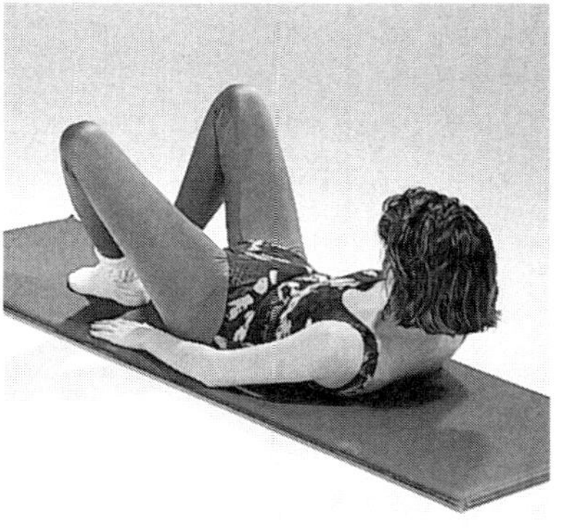

Übung 31

gegen einen gedachten Widerstand langsam öffnen und schließen.

- Den Rücken Wirbel für Wirbel wieder ablegen und entspannt einatmen.
- Zur **Steigerung** die Knie mehrmals öffnen und schließen, bevor Sie den Rücken wieder ablegen. Den Atem dabei ruhig ein- und ausströmen lassen.

Übung 32

- In der Rückenlage die gestreckten Beine überkreuzen.
- Spannen Sie die Afterschließmuskeln kräftig an, und lassen Sie wieder locker, 10- bis 20-mal.
- Spannen Sie die vordere Schließmuskulatur kräftig an, und lassen Sie wieder locker, 10- bis 20-mal.
- Spannen und entspannen Sie im Wechsel die hintere, dann die vordere Schließmuskulatur.

Übung 33

- Das rechte und das linke Knie nacheinander zum Bauch heranziehen.
- Beide Beine senkrecht hochstrecken, die Fußgelenke dabei beugen, so dass die Fußsohlen zur Decke zeigen.
- Die Beine beim Einatmen etwas grätschen, beim

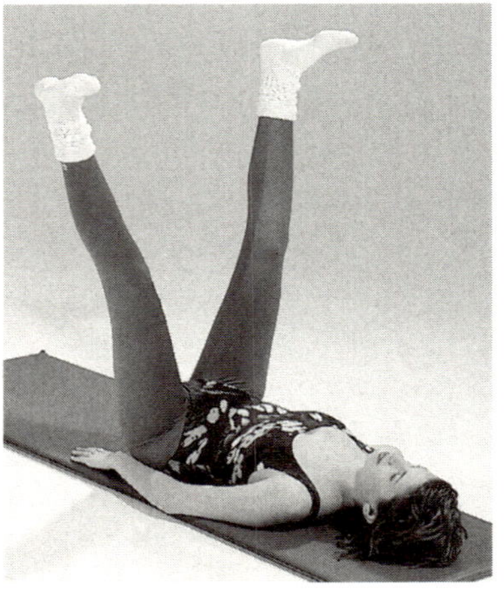

Übung 33

Ausatmen langsam zusammenführen und fest gegeneinander pressen.

- Die Übung wird noch **intensiver**, wenn Sie dabei das Kreuz fest gegen den Boden drücken.

Übung 34

- Beide Beine aufstellen, die Hände unter dem Hinterkopf verschränken.
- Ausatmend Bauch-, Beckenboden- und Gesäßmuskeln anspannen, das Kreuz nach unten drücken, Schultern und Kopf leicht anheben.
- Die Spannung 5–8, wenn möglich 10 Sekunden lang halten, dann entspannt zurücklegen und den Atem kommen lassen.

Übung 35

- Schultern und Kopf wie in Übung 34 leicht anheben (nicht vergessen, den Beckenboden nach innen oben zu ziehen), dann den Oberkörper nach links drehen und mit dem rechten Ellenbogen zum linken Knie ziehen.
- Nehmen Sie die Anspannung in den schrägen Bauchmuskeln bewusst wahr.
- Gelöst zurücklegen und einatmen.
- Bei der Wiederholung ziehen Sie mit dem linken Ellenbogen zum rechten Knie.
- Zur **Steigerung** die

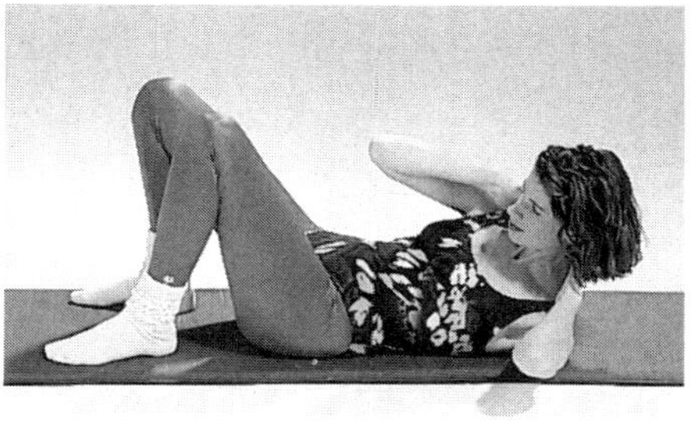

Übung 35

Fersen gegen den Untergrund und von sich wegdrücken, den linken Ellenbogen auf dem Boden liegen lassen und kräftig nach unten drücken, während Sie den rechten Ellenbogen in Richtung linkes Knie ziehen, und umgekehrt.

Übung 36

- Wie Übung 35, aber während Sie den rechten Ellenbogen zum linken Knie ziehen, gleichzeitig das linke Knie zum Ellenbogen hin heben.
- Bei der Wiederholung gegengleich durchführen.
- Zur **Steigerung** die stehen bleibende Ferse während der Übung gegen den Boden und von sich wegdrücken.

Übung 37

- Den rechten Fußknöchel auf dem angestellten linken Bein ablegen.
- Wie in Übung 35 den linken Ellenbogen zum rechten Knie ziehen.
- Nach der Entspannung den linken Fußknöchel auf das angestellte rechte Bein legen, und die Übung mit dem rechten Ellenbogen durchführen.

Übung 38

- Das rechte Knie zur Brust ziehen und mit beiden Händen umfassen.
- Während Sie das Knie mit den Händen kräftig zu sich heranziehen, lassen Sie die Ferse des anderen Beins langsam am Boden entlanggleiten, bis es ganz ausgestreckt ist, und ziehen Sie die Fußspitze an.

- Beim Ausatmen Bauch-, Beckenboden- und Gesäßmuskeln anspannen, Kreuz, Nacken und Knie kräftig nach unten drücken.
- In dieser Position 2–3 Atemzüge lang verharren.
- Das gestreckte und das angezogene Bein wieder aufstellen, die Arme ablegen, entspannen und einatmen.
- Beim Wiederholen gegengleich ausführen.
- Zur **Steigerung** während der Übung zusätzlich den Kopf anheben.

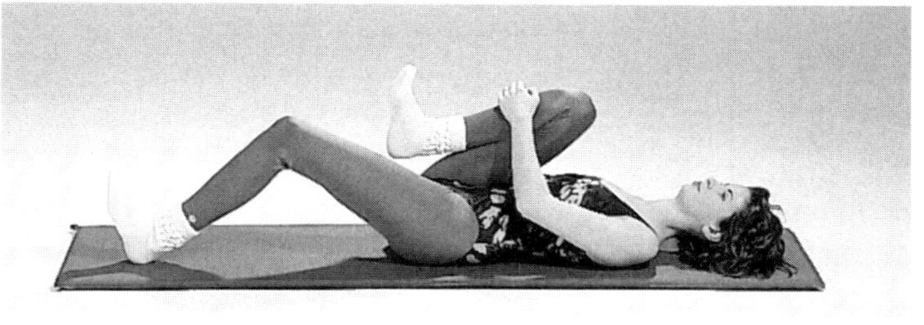

Übung 38

Übung 39

- In der gestreckten Rückenlage das rechte Bein leicht anheben.
- Bauch- und Beckenbodenspannung aufbauen, das Kreuz nach unten drücken.
- Beim Ausatmen mit dem linken Arm zur Außenseite des rechten Knies ziehen, dabei den Kopf und die linke Schulter leicht anheben.
- Die Spannung kurz halten, dann gelöst zurücklegen und den Atem kommen lassen.
- Beim Wiederholen gegengleich ausführen.
- Zur **Steigerung** versuchen Sie, die Anspannung möglichst

lange zu halten, während Sie ruhig atmen. Drücken Sie dabei mit dem liegen bleibenden Arm während der Übung fest gegen die Unterlage.

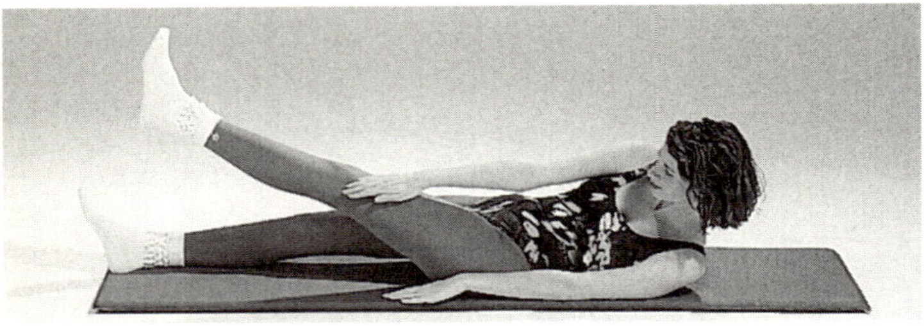

Übung 39

Übung 40

- Die ganze Übung soll in einer fließenden Drehbewegung durchgeführt werden.
- Die Beine schulterbreit aufstellen.
- Kopf und linke Schulter anheben, beide Arme gestreckt zur Außenseite des rechten Oberschenkels strecken und mit dem Oberkörper etwas nachziehen.
- Beim Ausatmen wenden Sie sich mit dem Oberkörper nach links und führen die Hände über die Knie zur Außenseite des linken Oberschenkels.
- Legen Sie sich abrollend wieder langsam hin, entspannen Sie, und lassen Sie den Atem einströmen.
- Beim Wiederholen rotieren Sie mit dem Oberkörper in der anderen Richtung.
- Zur **Steigerung** die rotierende Bewegung einige Male ausführen, ohne den Oberkörper abzulegen, dabei den Atem natürlich kommen und gehen lassen.

- Achten Sie immer darauf: Wenn Sie die linke Schulter zuerst abheben (und die Arme nach rechts strecken), legen Sie diese auch zuerst wieder ab.

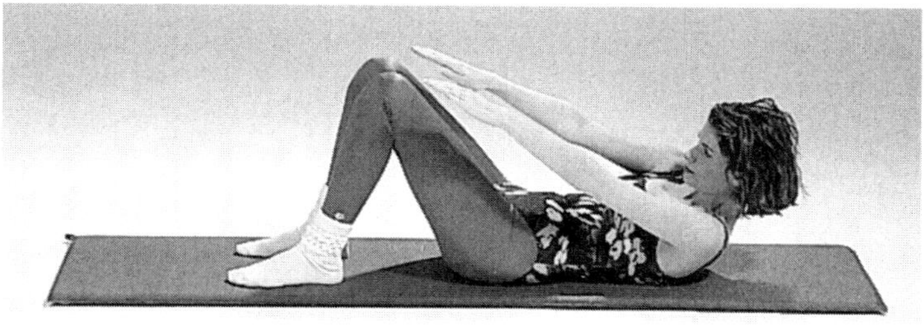

Übung 40

Übung 41

- Beide Beine gegrätscht ausstrecken.
- Wie in Übung 40 mit ausgestreckten Armen aus dem Oberkörper heraus rotieren. Achten Sie immer darauf, sich über die Seite aufzurichten und zurückzulegen.
- Spüren Sie bewusst die Spannung in den schrägen Bauchmuskeln.

Übung 42

- Die Beine anstellen und die Arme so vor der Brust verschränken, dass die Hände auf den Schultern aufliegen.
- Kopf und Schultern etwas anheben und nach vorne hochkommen.
- Das Kinn zum Brustbein ziehen, die Lendenwirbelsäule kräftig nach unten drücken und so lange ausatmen, bis die ganze Luft entwichen ist.
- Langsam zurücklegen, entspannen und ruhig einatmen.

Übung 43

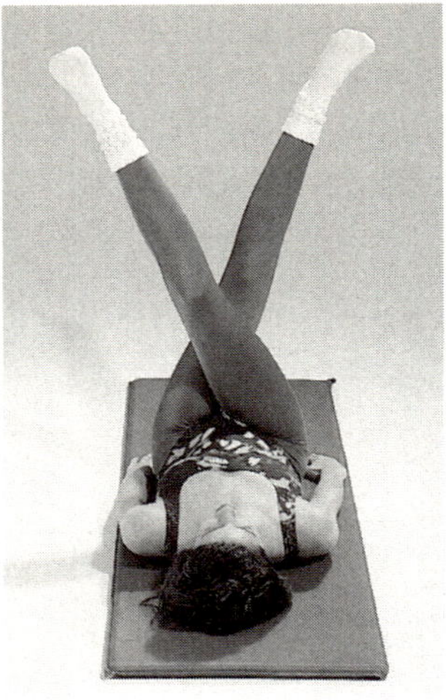
Übung 43

- Beide Beine anstellen, dann ein Bein nach dem anderen hochstrecken.
- Die Beine gestreckt grätschen und einatmen.
- Die Beine langsam überkreuzen und ausatmen, dabei die Bauch- und Beckenbodenmuskeln kräftig anspannen und nach innen ziehen.
- Alternativ während der Übung locker weiteratmen.
- Achten Sie darauf, dass beim Überkreuzen einmal das rechte, dann das linke Bein vorne ist.
- Zur **Steigerung** führen Sie beim Kreuzen die Knie zusammen und drücken sie kräftig gegeneinander; dabei den Beckenboden kräftig nach innen ziehen und das Gesäß zusammenkneifen. Statt der Knie können Sie auch die Füße gegeneinander drücken.
- Nicht den Atem anhalten, sondern während der Spannung die Luft ausströmen lassen oder gelöst weiteratmen!

Übung 44

- Heben Sie die gestreckten Beine senkrecht nach oben, drücken Sie die Füße über Kreuz gegeneinander, und ziehen Sie die Fußspitzen an.
- Den Bauch anspannen und versuchen, das Becken aus dem

Bauch heraus ein wenig senkrecht hochzudrücken, dabei nicht zum Bauch hin einknicken lassen.

- Stellen Sie sich vor, Sie werden an den Füßen hochgezogen, atmen Sie beim Halten der Spannung langsam aus.
- Erst das Becken, dann die Beine sanft wieder ablegen, entspannen und einatmen.

Übung 45

- Wie in Übung 44 beide Füße in der Luft überkreuzen.
- Die Hände hinter dem Kopf falten, dann ausatmend den Kopf etwas anheben.
- Achten Sie dabei auf eine gute Bauch- und Beckenbodenspannung.
- Kopf und Arme locker ablegen und den Atem gelöst kommen lassen.

Übung 46

- Beine anziehen und senkrecht nach oben strecken.
- Bauch und Beckenboden anspannen, den Rücken fest gegen den Boden drücken.
- Mit den Beinen »Rad fahren«, erst einige Umdrehungen gerade nach vorne, dann auch schräg nach rechts und

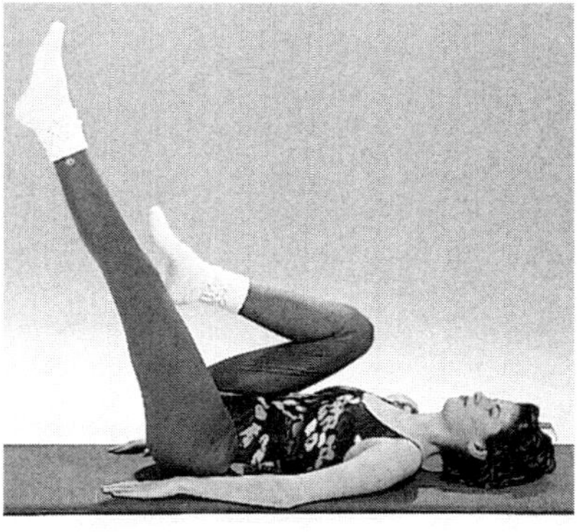

Übung 46

links, damit die schrägen Bauchmuskeln etwas zu tun haben. Dabei ruhig weiteratmen.

- Nach einer kurzen Entspannungspause zur Abwechslung rückwärts treten.

Übung 47

- In der gestreckten Rückenlage die Arme seitlich ausbreiten und das Kreuz fest nach unten drücken.
- Beckenbodenmuskeln anspannen, den Bauch einziehen und beim Ausatmen das rechte Bein über die Senkrechte nach links schwingen, bis der Fuß seitlich die Unterlage berührt. Darauf achten, dass die Schultern und Hüften am Boden bleiben.
- Die Spannung lösen und einatmen.
- Die Spannung wieder aufbauen und beim Ausatmen das Bein über die Senkrechte in die Ausgangslage zurückschwingen.
- Die Übung mit dem linken Bein durchführen.

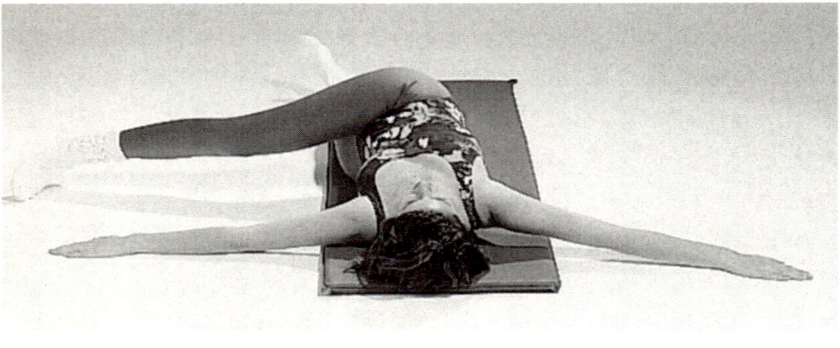

Übung 47

Übung 48

- Mit angestellten Beinen die Fußsohlen gegeneinander legen und die Knie auseinander fallen lassen.

- Bauch- und Beckenbodenmuskeln anspannen und das Becken langsam ausatmend anheben.
- Das Becken locker ablegen und einatmen.
- Beckenspannung aufbauen, beim Ausatmen die rechte Beckenhälfte anheben und das linke Knie zum Boden drücken.
- Das Becken entspannt ablegen und ruhig einatmen.
- Spannung wieder aufbauen und die Übung mit der anderen Seite ausführen.
- Zur **Steigerung** das Becken bei konstanter Anspannung mehrmals nach links und rechts kippen, dabei ruhig atmen.

Im fortgeschrittenen Stadium, wenn die Bauchmuskeln bereits ausreichend trainiert sind, können Sie die Übungen zusätzlich intensivieren, wenn Sie in der Ausgangsstellung die Unterschenkel parallel zum Boden in der Luft halten. Dabei immer die Lendenwirbelsäule gegen die Unterlage drücken, Bauch und Beckenboden etwas nach innen ziehen. Viele der beschriebenen Übungen können aus dieser Stellung heraus begonnen werden.

In Rückenlage mit hoch gelagerten Unterschenkeln

Viele Übungen in Rückenlage können auch im Sitzen, Stehen oder sogar im Vierfüßerstand (auf Händen und Knien abgestützt) ausgeführt werden. Probieren Sie es doch einfach einmal aus!

Ausgangsstellung: Rückenlage, die Unterschenkel liegen bequem auf einem Hocker, die Arme ruhen locker seitlich neben dem Körper. Diese Lagerung begünstigt die Einlagerung der inneren Organe in die Bauchhöhle, die Lendenwirbelsäule wird entlastet und bleibt entspannt.

Übung 1

- Die Unterschenkel auf dem Hocker überkreuzen.
- Bauch-, Beckenboden- und Gesäßmuskeln anspannen, beim Ausatmen die Knie fest gegeneinander drücken.
- Entspannen und locker einatmen.

Übung 2

- Füße auf dem Hocker aufstellen.
- Die Knie öffnen und die Hände an die Innenseiten der Oberschenkel legen.
- Beim Ausatmen die Oberschenkel gegen den Druck der Hände zusammenführen.
- Die Beine locker auseinander fallen lassen und einatmen.

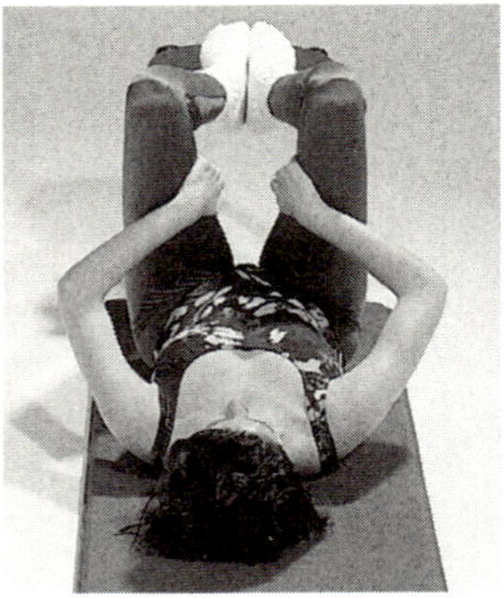

Übung 2

Übung 3

- Die Füße auf der Hockerkante aufstützen.
- Beim Ausatmen die Bauch-, Beckenboden- und Gesäßmuskeln anspannen und das Becken hochheben, bis das Körpergewicht schließlich nur noch auf Fußsohlen, Kopf und Schultern lastet. Der Rücken ist dabei ganz gerade.
- Beim Senken den Rücken langsam, Wirbel für Wirbel auf dem Boden ablegen und den Atem kommen lassen.

Übung 4

- Das Becken wie in Übung 3 heben, dann aber im Wechsel nach rechts und links ablegen, dabei jeweils entspannen und einatmen.

Übung 5

- Das Becken wie in Übung 3 anheben, dann aber mit dem Becken kreisen.
- Rechts herum kreisen und locker atmen, das Becken ablegen und entspannen.
- Dann Anspannung wieder aufbauen und links herum kreisen.

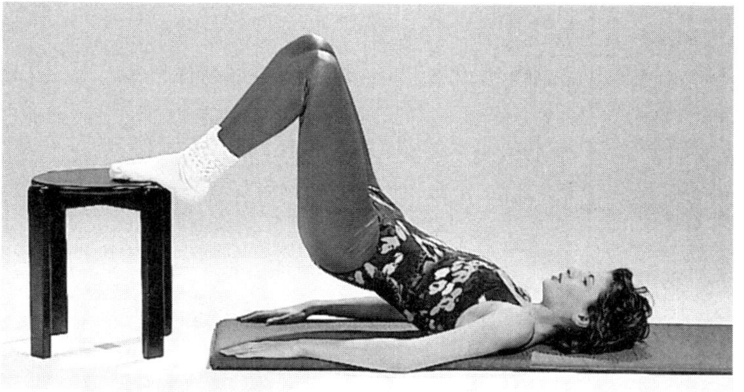

Übung 5

Übung 6

- Die Unterschenkel und den Rücken gleichzeitig gegen die Unterlage drücken.
- Beim Ausatmen die Spannung halten.

- Locker lassen und ruhig einatmen.
- Zur **Steigerung** beim Anspannen den Kopf etwas vom Boden abheben.

Übung 7
- Ein Bein senkrecht nach oben strecken, das Kreuz nach unten drücken und beim Ausatmen die Bauch- und Beckenbodenmuskeln anspannen.
- Beim Wiederholen das andere Bein hochstrecken.
- Zur **Steigerung** beim Anspannen Kopf und Schultern leicht anheben und mit dem gegengleichen Arm zum hochgestreckten Bein ziehen.

Übung 8
- Beide Hände von vorne gegen die Knie legen, Bauch und Beckenboden nach innen ziehen.
- Beim Ausatmen mit den Händen langsam immer kräftiger gegen die Knie drücken.
- Die Anspannung lösen und einatmen.

Übung 9
- Die rechte Hand an die Außenseite des linken Oberschenkels legen, Kopf und rechte Schulter dabei etwas anheben.
- Den Bauch nach innen ziehen, das Kreuz nach unten drücken und beim Ausatmen mit der Hand kräftig gegen das Bein drücken.
- Gelöst zurücklegen und einatmen.
- Beim Wiederholen mit der linken Hand gegen den rechten Oberschenkel ausführen.

- Zur **Steigerung** jeweils mit beiden Händen gegen den rechten beziehungsweise linken Oberschenkel drücken.

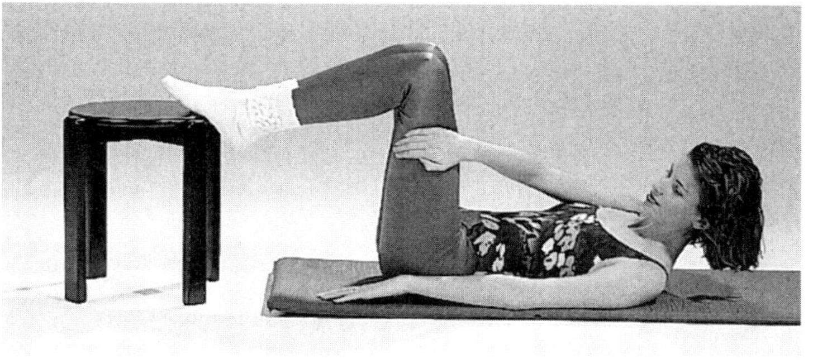

Übung 9

Übung 10

- Die Hände hinter dem Kopf verschränken.
- Bauch und Beckenboden anspannen, das Kreuz nach unten drücken und beim Ausatmen mit dem rechten Ellenbogen zum linken Knie ziehen.
- Entspannen und einatmen.
- Beim Wiederholen mit dem linken Ellenbogen zum rechten Knie ausführen.
- Zur **Steigerung** Kopf und Schulter hochheben, bis man mit dem rechten Ellenbogen das linke Knie berührt, während die linke Schulter fest am Boden bleibt, und umgekehrt.

Übung 11

- Die Füße auf die Stuhlkante aufstellen und die Beine fast durchstrecken.
- Bauch, Beckenboden und Gesäß anspannen und beim Ausat-

men langsam den Oberkörper aufrichten (Wirbel nach Wirbel), dabei mit den Händen an den Beinen entlang hochgleiten.

- Den Atem kommen lassen und langsam in die Ausgangsstellung zurücklegen.

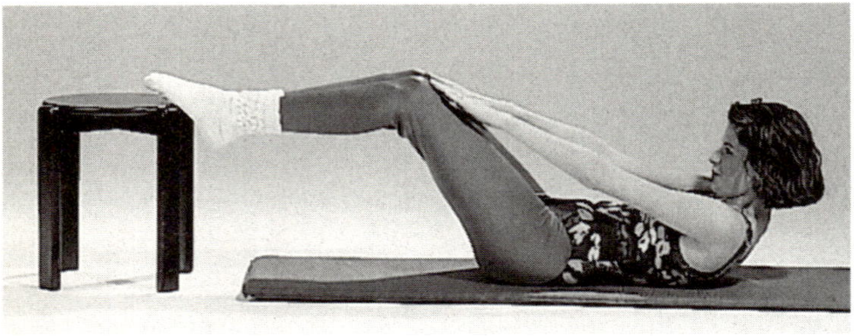

Übung 11

Im Sitzen

Ausgangsstellung: Viele der bereits beschriebenen Übungen können Sie natürlich auch im Sitzen auf einem Stuhl, Hocker oder auch auf dem Boden ausführen. Auf dem Boden können die Beine grundsätzlich angestellt **(Hochsitz)** oder gestreckt **(Langsitz)** werden. Wenn nur eine Sitzstellung geeignet ist, gebe ich diese jeweils an.

Die Arme können Sie auf den Händen oder Unterarmen abstützen. Achten Sie aber immer auf eine gerade Körperhaltung (keinen Rundrücken machen).

Spannen Sie wie bisher immer zuerst Bauch- und Beckenbodenmuskeln an, bevor Sie mit der eigentlichen Bewegungsübung beginnen!

Übung 1

- Bauch und Beckenboden anspannen.
- Abwechselnd das rechte und linke Bein zum Körper anziehen, dabei ausatmen.
- Beim Einatmen das Bein wieder ausstrecken.

Übung 2

- Die Lendenwirbelsäule etwas vorschieben, so dass das Becken nach vorne kippt, und tief in den Bauch einatmen.
- Die Lendenwirbelsäule nach hinten drücken, so dass sich das Becken aufrichtet; Bauch und Beckenboden anspannen und ausatmen.

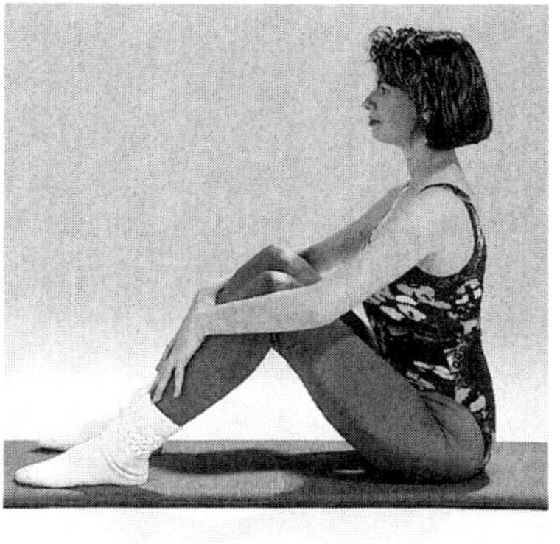

Übung 2

Übung 3

- Diese Übung abwechselnd mit ausgestreckten, angestellten und gegrätschten Beinen durchführen.
- Im Hochsitz beide Hände an die Außenseiten der Knie legen.

- Die Knie gegen den Widerstand der Hände öffnen und dabei ausatmen.
- Beim lockeren Schließen der Knie gelöst einatmen.

Übung 4

- Wie Übung 3, aber die Hände an die Knie-Innenseiten legen.
- Die Knie gegen den Widerstand der Hände schließen und locker auseinander fallen lassen.

Übung 5

- Im Langsitz die Unterschenkel überkreuzen.
- Gerade hinsetzen, das Becken vorkippen, so dass sich das Hohlkreuz etwas verstärkt, und einatmen.
- Beim Ausatmen Bauch und Beckenboden anspannen und das Becken aufrichten, bis das Kreuz nach hinten leicht rund wird.
- Zur **Steigerung** beim Aufrichten des Beckens gleichzeitig die Knie gegeneinander drücken.

> *Bei den folgenden Übungen können Sie sich entweder bei angewinkelten Armen auf den Unterarmen oder bei gestreckten Armen auf den Händen abstützen. Die erste Variante ist am Anfang geeigneter, da sie die Bauchmuskeln weniger stark beansprucht.*

Übung 6

- Im Hocksitz langsam ausatmen und beide Knie kräftig gegeneinander drücken.
- Die Anspannung lösen, die Knie locker auseinander fallen lassen und einatmen.

- Zur **Steigerung** eine Hand zwischen die Knie klemmen und versuchen, sie beim Zusammendrücken herauszuziehen.

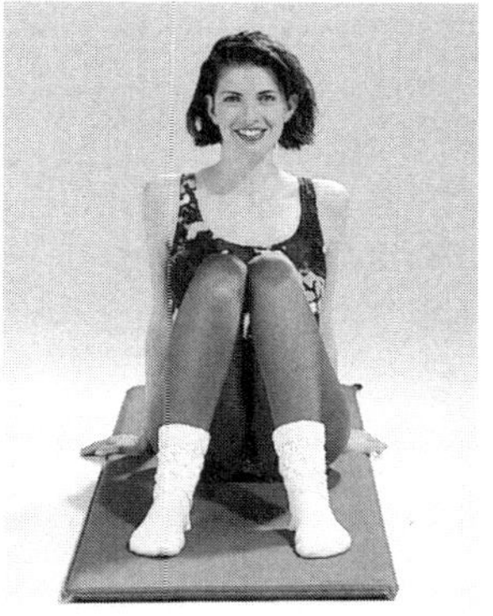

Übung 6

Übung 7

- Beide Knie zusammen abwechselnd nach rechts und links zur Seite ablegen, dabei ausatmen.
- Beim Aufstellen jeweils langsam einatmen.

Übung 8

- Abwechselnd die rechte und linke Beckenseite ausatmend vom Boden abheben, in Richtung der Rippen ziehen und einatmend wieder absetzen (Beckenwiegen).

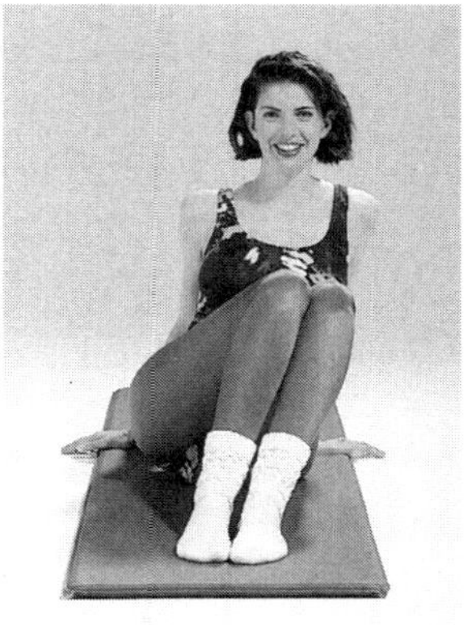

Übung 8

Übung 9

- Das Becken vom Boden abheben und locker weiteratmend mit der Hüfte kreisen.
- Nach einigen Umdrehungen jeweils die Richtung wechseln.

Übung 10

- Im Hocksitz die Füße schulterbreit aufstellen und die Knie zusammenführen.

- Die Knie kräftig zusammendrücken und ausatmen.
- Entspannen und einatmen.
- Beide Hände an die Außenseiten der Knie legen und beim Ausatmen versuchen, die Knie gegen den Widerstand der Hände zu öffnen.
- Entspannen und einatmen.

Übung 11

- Abwechselnd die rechte und linke Beckenhälfte vor- und zurückschieben. Beim Sitz auf dem Hocker wird die Beckenseite jeweils bis zur Kante der Sitzfläche vorgeschoben, beim Hocksitz auf dem Boden zur seitgleichen Ferse, beim Langsitz kann das ganze Bein gestreckt vor- und zurückgeschoben werden.
- Wenn Sie beim Langsitz immer wieder beide Beckenhälften abwechselnd vorschieben, können Sie durch das Zimmer »wandern«. Anschließend geht es andersherum wieder zurück.

Übung 12

- Hocksitz mit seitlich abgestützten Händen.
- Bauch-, Beckenboden- und Gesäßmuskeln anspannen und beim Ausatmen das Becken hochheben.
- Zurücklegen, entspannen und einatmen.
- Wiederholen Sie die Übung mit abgestützten Unterarmen.

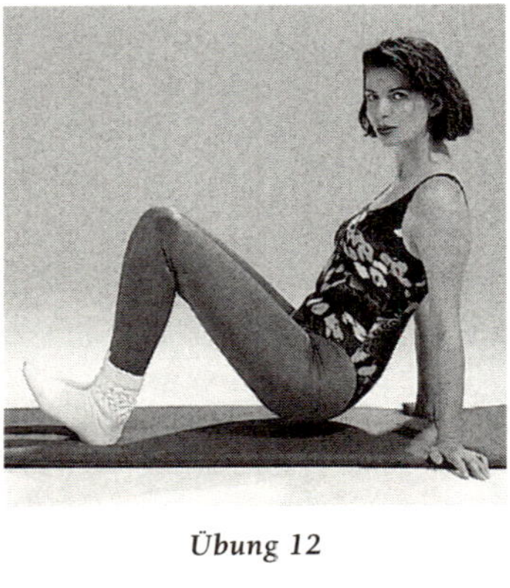

Übung 12

- Zur **Steigerung** ziehen Sie während der Übung die Fußspitzen hoch und drücken die Fersen gegen den Boden und von sich weg.

Übung 13

- Langsitz mit gestreckten oder auch überkreuzten Beinen.
- Wie in Übung 12 das Becken heben und ablegen, dabei ganz bewusst das Gesäß zusammen- und den Damm einziehen.
- Die Beckenhebeübung können Sie auch auf einem Stuhl sitzend durchführen, wenn Sie sich dabei mit beiden Händen aufstützen. Achten Sie dann darauf, dass Sie das Becken nicht aus den Armen heraus anheben.

Im Vierfüßerstand

Ausgangsstellung: Mit Händen, Füßen und Knien auf dem Boden abstützen. Kopf, Nacken und Rücken bilden eine gerade horizontale Linie. Diese Ausgangsstellung ist besonders günstig bei Rückenproblemen, weil die Wirbelsäule in dieser Position sehr gut entlastet wird. Gleichzeitig lasten die inneren Organe weniger auf dem Beckenboden.

Jede Übung beginnt mit dem Anspannen von Bauch- und Beckenboden-, manchmal auch der Gesäßmuskeln. Während der Anspannungsphase immer langsam aus- und in der Entspannungshaltung locker einatmen.

Übung 1

- Beim Ausatmen Bauch- und Beckenbodenmuskeln anspannen und nach innen ziehen. Dabei beachten, wie die Lendenwirbelsäule gestreckt bzw. etwas gerundet wird.
- Die Spannung loslassen, einatmen und den Rücken gerade machen oder so weit durchhängen lassen, wie es dem natürlichen Zustand der Wirbelsäule entspricht (leichtes Hohlkreuz).
- Zur **Steigerung** während der Anspannung beide Fußrücken kräftig gegen die Unterlage drücken.

Übung 2

- Während der Anspannungsphase langsam ausatmen, dabei abwechselnd das linke und rechte Knie zum Bauch heranziehen und den Kopf senken.
- Beim Einatmen das Knie abstellen und den Kopf bis zur Horizontalen heben.

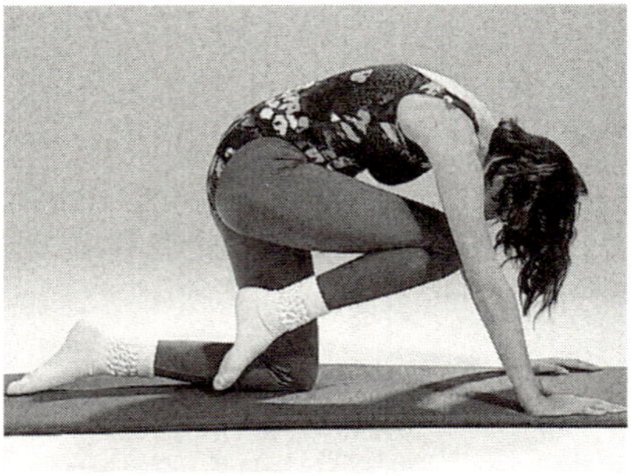

Übung 2

Übung 3

- Aus der Hüfte heraus »mit dem Schwanz wedeln«. Dabei locker bleiben und normal weiteratmen.

Übung 4

- Beim Ausatmen die rechte Beckenhälfte zu den Rippen anziehen, dabei zur rechten Hüfte schauen.
- Dann locker zurückführen und den Atem kommen lassen.
- Mit der linken Seite wiederholen.

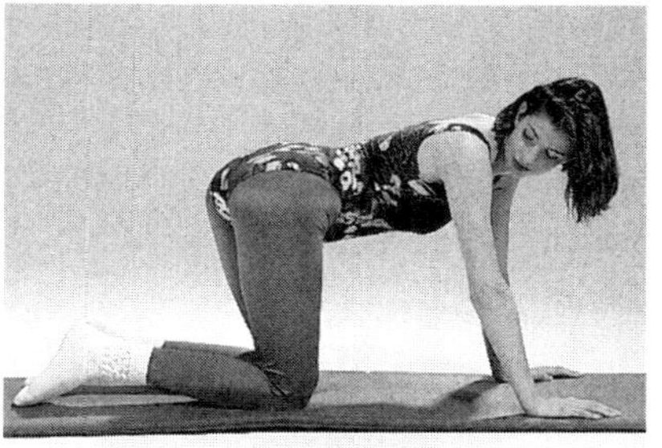

Übung 4

Übung 5

- Ausatmend die Füße auf die Zehenballen aufstellen, beide Knie durchstrecken und das Kinn etwas zum Brustbein ziehen (»Tunnel bilden«).
- Zurück in die Anfangsstellung gehen und ruhig einatmen.

Übung 6

- Setzen Sie sich abwechselnd rechts und links neben den Füßen ab.
- Ausatmen beim Hinsetzen, einatmen beim Hochkommen.
- Zur **Steigerung** diese Übung aus dem Kniestand heraus machen.

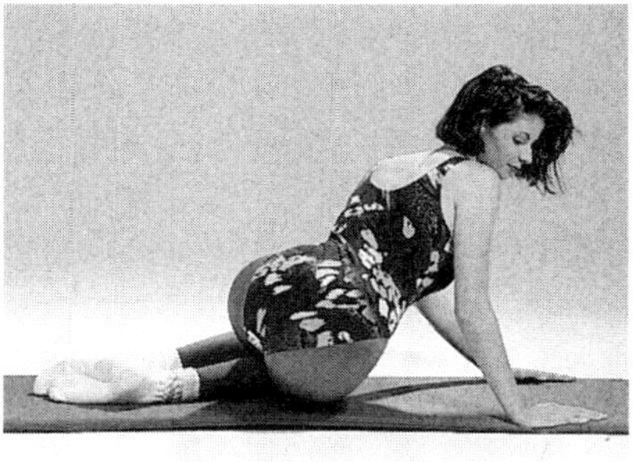

Übung 6

Übung 7

- Abwechselnd das rechte und linke Bein anheben und gerade zur Seite ausstrecken, dabei ruhig weiteratmen.
- Variieren Sie den Rhythmus der Bewegung: mal schneller, mal langsamer.

Übung 8

- Abwechselnd das rechte und linke Knie seitlich anheben, das Bein bleibt angewinkelt.
- Zum angehobenen Knie schauen oder sogar versuchen, den Kopf in Richtung Knie zu ziehen.

Besonders rückenfreundlich (gegen Rückenschmerzen), aber auch atemerweiternd wirkt folgende Übung, bei der der Beckenboden entlastet ist und die inneren Organe in den Bauchraum rutschen.

Übung 9

- Beide Arme so weit wie möglich nach vorne schieben und in dieser **Rutschhalte** einige Atemzüge lang verweilen, ohne den Rücken durchhängen zu lassen.
- Dann langsam wieder in den Vierfüßerstand zurückziehen.

Übung 10

- Das rechte Knie zum Bauch ziehen, ausatmen, gleichzeitig den linken Ellenbogen zum rechten Knie führen und dagegen drücken. Achten Sie auf die Spannung in Bauch und Beckenboden.

- Arm und Bein wieder abstellen, einatmen und entspannen.
- Die Übung mit der anderen Seite wiederholen.

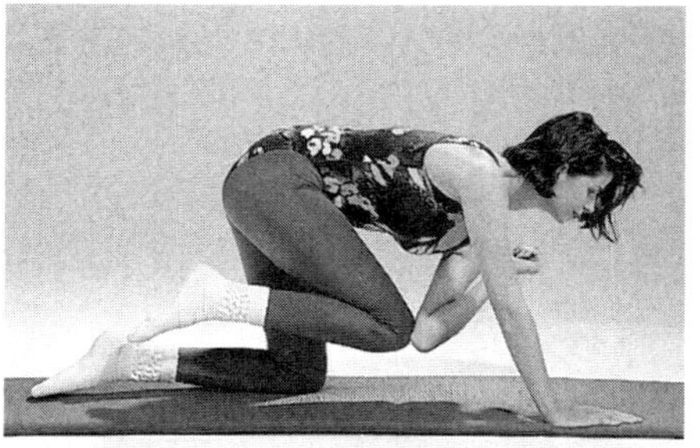

Übung 10

Übung 11

- Ausatmend zurück auf die Fersen setzen, den Rücken rund machen und den Kopf einziehen.
- Beim Einatmen zurück in den Vierfüßerstand gehen.

Übung 12

- Ausatmend den rechten Fuß zur rechten Hand vorführen und aufstellen.
- Einatmend das rechte Bein in die Ausgangsstellung bringen.
- Mit dem linken Fuß wiederholen.

Übung 13

- In den Unterarmstütz gehen, die Ellenbogen sind unterhalb der Schultern, der Kopf liegt mit der Stirn auf den Händen.
- Abwechselnd jeweils ein Bein schräg nach hinten oben strecken, bis der Kopf und das Bein eine Gerade bilden, und die Fußspitze anziehen.
- Beim Ausatmen Bauch-, Beckenboden- und Gesäßmuskeln bewusst anspannen.
- Beim Senken des Beins jeweils gelöst einatmen.

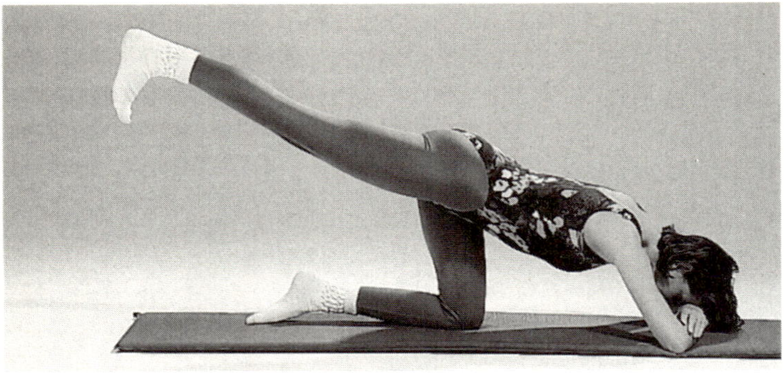

Übung 13

Übung 14

- Unterarmstütz wie in Übung 13 einnehmen und die Fußspitzen fest aufstellen.
- Bauch-, Beckenboden- und Gesäßmuskeln anspannen, jeweils ein Knie nur wenige Zentimeter vom Boden abheben.
- Die Spannung mindestens 5 Sekunden halten, dabei ausatmen.
- Das Bein wieder ablegen, entspannen und einatmen.

In der Bewegung

Diese Übungen lockern die Rückbildungsgymnastik auf und bereichern sie. Das Kreuz wird gerundet und gestreckt, gedehnt, gelockert und gekräftigt. Gleichzeitig erfährt die seitliche und vordere Bauchwand einen günstigen Spannungszustand, wodurch das Kreuz entlastet und die Haltung auf spielerische Weise verbessert wird. Sie können die Übungen jederzeit und so lange durchführen, wie es Ihnen Spaß macht.

Übung 1

- Beim Gehen die Füße ganz bewusst von den Fersen bis zu den Zehenspitzen abrollen und das Abdrücken mit den Zehen betonen.

Übung 2

- Wie Übung 1, aber zusätzlich beim Abdrücken mit den Zehenspitzen das Becken kippen (leichtes Hohlkreuz), beim Aufsetzen der Ferse das Becken aufrichten, die Lendenwirbelsäule also runden.

Übung 3

- Auf Zehenspitzen durch das Zimmer oder im Freien über eine Wiese gehen.
- Anschließend eine Weile nur auf den Fersen gehen.
- Abwechselnd 4 Schritte auf den Fersen und 4 Schritte auf den Zehenspitzen gehen. Beim Fersengang das Becken aufrichten (Kreuz runden), beim Zehenspitzengang das Becken kippen.

Übung 4

- Die Arme hängen locker ausgestreckt am Körper.
- Storchengang: Abwechselnd das rechte und linke Knie hochhe-

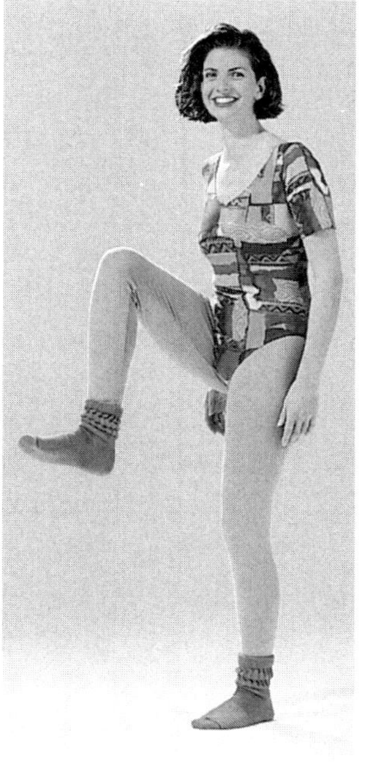

Übung 4

ben, das Kreuz wird dabei rund, Bauch und Beckenboden sind angespannt.

- Das Bein vorstrecken und bewusst absetzen, beim Abstellen wird das Kreuz gestreckt.

Übung 5

- Stelzengang: Abwechselnd ein durchgestrecktes Bein in der Hüfte zu den Rippen hochziehen, nach vorne schwingen und durchgestreckt wieder aufsetzen.
- Ziehen Sie dabei den Bauch etwas ein, und achten Sie auf einen geraden Oberkörper.

Übung 6

- Machen Sie mit leicht gebeugten Knien möglichst weite Schritte.

Übung 7

- Gehen Sie in der Hockstellung, die Fußsohlen gerade unter dem Körper durchführen.
- Anschließend die Füße im Halbkreis über die Seite nach vorne führen.

Übung 8

- Abwechselnd jeweils 4 Schritte auf den Zehenspitzen (gestrecktes Kreuz) und 4 Schritte in der tiefen Hocke gehen.

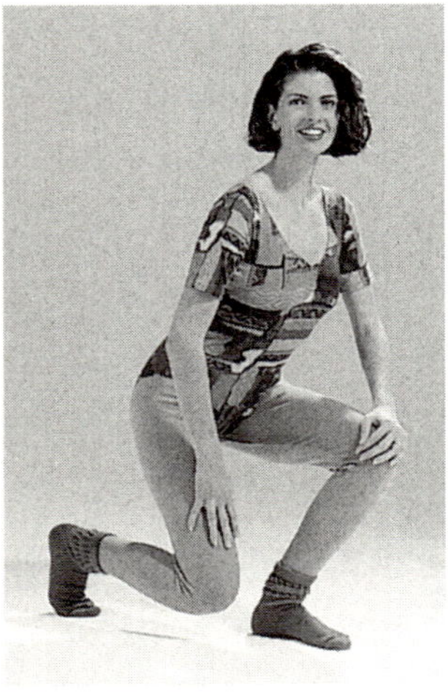

Übung 7

Übung 9

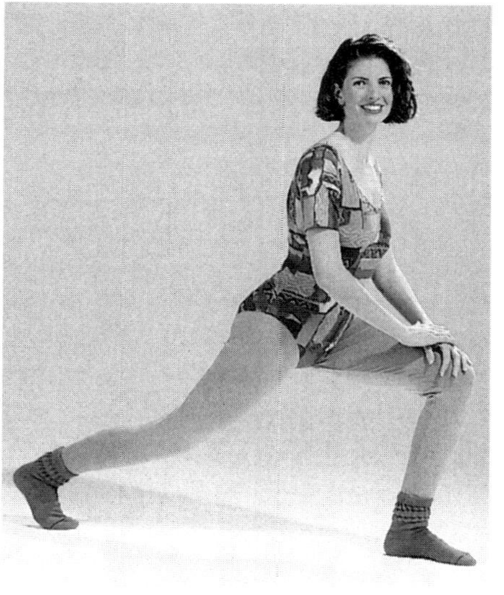

Übung 9

- Abwechselnd das rechte und linke Knie heben, vorstrecken und in den Ausfallschritt fallen, dabei beide Hände auf das Knie des vorgesetzten Beines stützen und kurz ausharren.
- Den Bewegungsablauf flüssig durchführen, bis Sie im Ausfallschritt gehen können.

Übung 10

- Gehen, dabei abwechselnd je ein Bein nach vorne hochschwingen und die Hände darunter zusammenklatschen.

Übung 11

- In der Hockstellung gehen, dann über die normale Gehhaltung langsam Schritt für Schritt höher kommen und bis zum Zehenspitzengang fortführen. Den Rücken dabei ständig gerade halten!
- Aus der gestreckten Haltung im Gehen wieder langsam bis zur Hockstellung absinken.

Mit dem Baby

Wenn Ihr Kind einige Wochen alt ist, können Sie es in die Übungen der Beckenbodengymnastik einbeziehen, solange es ihm Spaß macht.

Übung 1

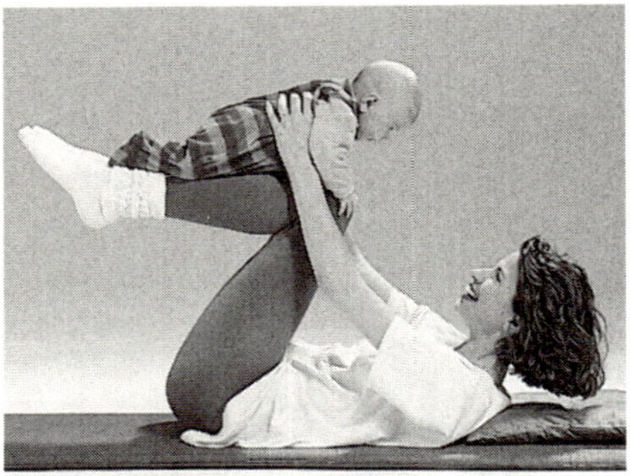

Übung 1

- Auf dem Rücken liegend die Beine so zu sich heranziehen, dass die Schienbeine waagerecht sind.
- Das Kind mit dem Gesicht zu Ihnen bäuchlings auf die Schienbeine legen und mit den Händen seitlich sichern.
- Das Baby durch leichtes Anheben und kontrolliertes Absenken der Unterschenkel langsam auf und ab wippen.
- Anschließend den Kopf etwas anheben und auf dem Rücken sanft vor und zurück schaukeln.

Übung 2

- Auf dem Rücken liegend die Beine bis zum Bauch heranziehen, die Fußsohlen weisen nach oben.
- Das Kind mit dem Becken auf die Fußsohlen legen, seinen Oberkörper mit den Händen abstützen und sichern.
- Das Kind aus den Beinen heraus langsam auf und ab liften.

Übung 3

- In der Rückenlage die Beine anstellen, das Baby ruht auf dem Bauch der Mutter.
- Abwechselnd den rechten und linken Fuß etwas abheben, das Bein mehrmals strecken und anziehen, ohne den Boden zu berühren.
- Zur **Steigerung** den Kopf während der Übung etwas anheben.

Übung 4

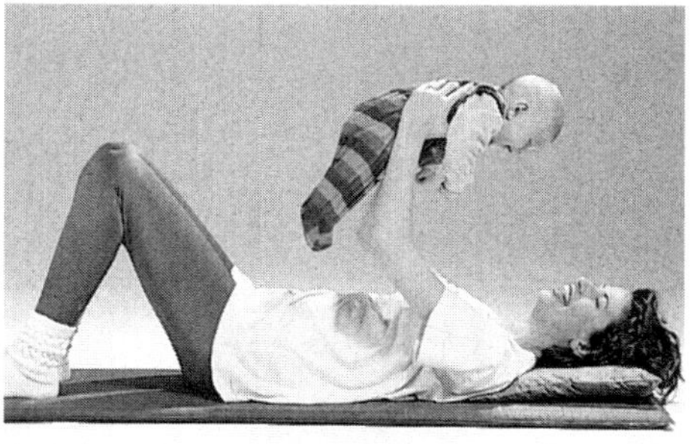

Übung 4

- In der Rückenlage die Beine anstellen und das auf dem Bauch liegende Kind am Oberkörper umfassen.
- Bauch-, Beckenboden- und Gesäßmuskeln anspannen, langsam ausatmen, das Kind mit den Armen dabei nach oben stemmen und gleichzeitig das Becken vom Boden abheben.
- Das Kind auf dem Bauch ablegen, das Becken senken, entspannen und einatmen.

Übung 5

- Im Sitzen die Beine leicht anziehen, das Baby auf dem Schoß absetzen und mit den Händen sichern.
- Den Rücken abwechselnd gerade durchstrecken (Becken nach

vorne kippen) und rund machen (Becken nach hinten kippen lassen).

Übung 6

- Im Sitzen die Beine anstellen, das Kind auf dem Schoß absetzen und mit dem Rücken an die Oberschenkel anlehnen.
- Den Oberkörper mit den Händen unterhalb der Schultern auf dem Boden abstützen.

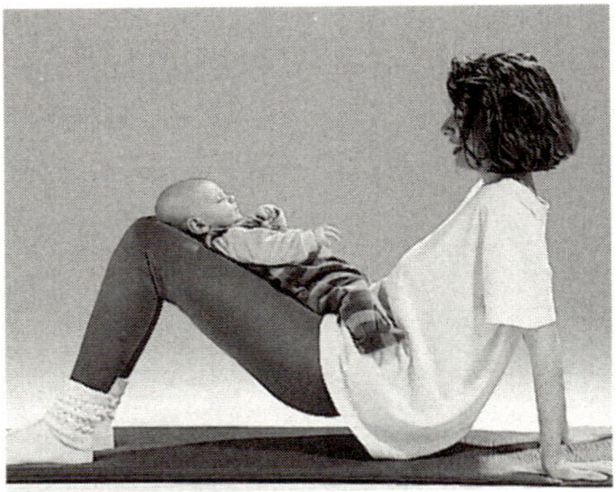

Übung 6

- Bauch-, Beckenboden- und Gesäßmuskeln anspannen und das Becken vom Boden abheben.
- Mit dem Becken mehrmals langsam auf und ab schaukeln, dabei ruhig atmen.
- Das Becken absetzen und entspannen.

Übung 7

- Im Sitzen (eventuell an eine Wand angelehnt) die Beine anstellen.
- Beckenboden-, Bauch- und Gesäßmuskeln anspannen.
- Das Kind mit den Armen auf und ab liften, dabei die Beine abwechselnd in der Luft anziehen und ausstrecken.

Übungen gegen Gebärmuttervorfall und Eingeweidesenkung

Bei den folgenden Übungen kommt es darauf an, dass das Becken hochgestellt ist und die inneren Organe rückverlagert werden. Indem die Baucheingeweide zurückrutschen, wird natürlich auch der Beckenboden von deren Druck befreit und entlastet.

Die in diesem Kapitel beschriebenen Ausgangsstellungen dienen also gleichzeitig der Entspannung des Beckenbodengewebes, wenn Sie einfach alle Spannung loslassen und sich auf die Entspannung konzentrieren. In der Entspannungshaltung kann sich das Gewebe am besten regenerieren, da es besonders gut beatmet und durchblutet wird.

In diesen Positionen kann man auch:

- einige Male locker tief ein- und ausatmen,
- den Bauch kräftig anspannen, die Beckenbodenmuskeln nach innen oben ziehen, dabei ausatmen und anschließend wieder locker lassen und einatmen
- oder die folgenden Übungen ausführen.

Wenn Sie gerne auf dem Bauch schlafen, schieben Sie sich einfach nachts ein Kissen unter den Bauch, das fördert zusätzlich die Rückverschiebung der inneren Organe.

Führen Sie die Übungen ab der 3. Woche nach der Entbindung aus. Sie sind auch noch in späteren Jahren sehr wertvoll, wenn Sie vielleicht unter Senkungsbeschwerden leiden. Wiederholen Sie jede Übung je nach Kondition 5- bis 10-mal.

Ausgangsstellungen: Rückenlage mit hochgelagerten Unterschenkeln (zum Beispiel auf einen Hocker, Bett, eine Kiste, Truhe legen oder gegen die Wand stützen).

Andere günstige Ausgangsstellungen sind die Bauchlage (eventuell mit einem Kissen unter dem Bauch) und der Knie-Unterarmstütz. Auch aus diesen Positionen heraus kann das Becken angehoben werden, so dass die inneren Organe nach innen oben rutschen.

Übung 1

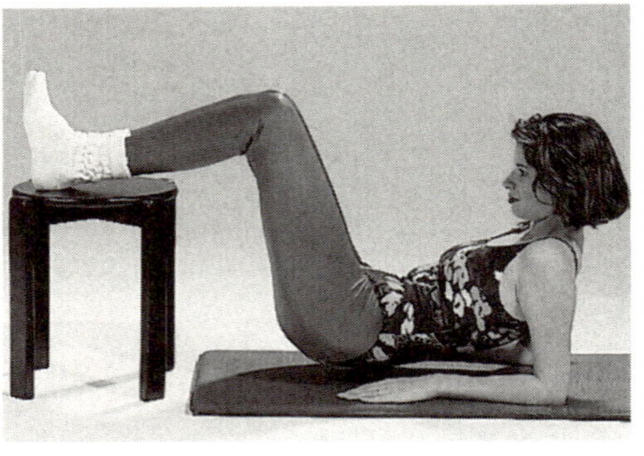

Übung 1

- Rückenlage mit erhöhten Unterschenkeln.
- Zur **Steigerung** die Fußsohlen an der Kante des Hockers aufstellen.
- Beim Ausatmen das Becken vorne hochziehen und leicht anheben, dabei die Lendenwirbelsäule gegen den Boden drücken.
- Entspannen und den Atem kommen lassen.
- Wiederholen Sie die gleiche Übung im Unterarmliegestütz.

Übung 2

- Rückenlage, beide Fußsohlen in circa 20–30 Zentimetern Höhe gegen die Wand stützen, die Knie sind leicht gebeugt.
- Beim Ausatmen das Becken vorne hochziehen und leicht

anheben, dabei die Lendenwirbelsäule gegen den Boden drücken.

- Entspannen und den Atem kommen lassen.
- Zum Schluss der Übung können Sie auch eine Weile in dieser Stellung entspannen.

Übung 3

- Bauchlage auf einem dicken Kissen oder einer zusammengerollten Decke.
- Beide Arme U-förmig vorstrecken und die Stirn auf der Unterlage abstützen.
- Beim Ausatmen das Becken abheben und den Bauch nach innen oben ziehen.
- Die Spannung so lange wie möglich halten, dann zurücklegen und die Wirkung der Entspannung spüren.

Übung 4

- Aus der Bauchlage auf den Ellenbogen abstützen und die Füße auf den Zehenballen aufstellen.
- Beim Ausatmen Bauch-, Beckenboden- und Gesäßmuskeln anspannen und die Knie circa 2 Zentimeter vom Boden abheben, dabei den vorderen Beckenrand zu den Rippen hochziehen (Schambein in Richtung Nabel) und die Lendenwirbelsäule nach oben drücken.
- Zur **Steigerung** beim Abheben der Knie einen Fuß etwas anheben und die Spannung einige Sekunden halten.
- Die Knie entspannt ablegen und einatmen, dann mit dem anderen Fuß wiederholen.

Übung 5

- Im Kniestand die Unterarme verschränkt auf einen Hocker stützen, linke Hand vor dem rechten Ellenbogen und umgekehrt.
- Die Knie wie bei Übung 4 beim Ausatmen etwas vom Boden abheben und die Spannung halten.

Übung 6

- Aus dem Kniestand den Oberkörper vorbeugen, die Arme auf den Ellenbogen abstützen und den Kopf in die verschränkten Hände legen.
- Füße auf den Zehenballen aufstellen, langsam ausatmen und beide Knie etwas vom Boden abheben, das Becken zu den Rippen hochziehen, die Lendenwirbelsäule nach oben drücken.
- Dann weiter ausatmend mit den Füßen langsam nach hinten rutschen, bis in die Bauchlage.
- Das Becken muss die ganze Zeit nach vorne gekippt bleiben, es darf kein Hohlkreuz entstehen!
- Kurz liegen bleiben, beim Einatmen entspannen.

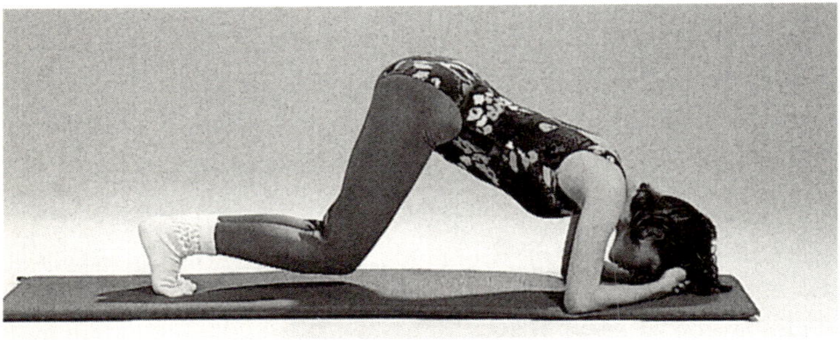

Übung 6

Übung 7

- In der Bauchlage die Unterarme aufstützen.
- Abwechselnd die linke und rechte Beckenseite zu den Rippen hochziehen und so langsam nach vorne robben. Die Beine bleiben gestreckt.

Übung 8

- In der Bauchlage die Unterarme aufstützen, Bauch-, Beckenboden- und Gesäßmuskeln anspannen.
- Beim Ausatmen das Becken und die Lendenwirbelsäule etwas abheben, so dass unter dem Bauch eine freie Höhlung entsteht, dann beide Beine aus dem Becken heraus vorziehen.
- Beim Einatmen entspannen, Ellenbogen etwas vorversetzen.
- Einige Male wiederholen. Diese schwierige, aber äußerst wirkungsvolle Übung erinnert an das Kriechen einer Raupe.

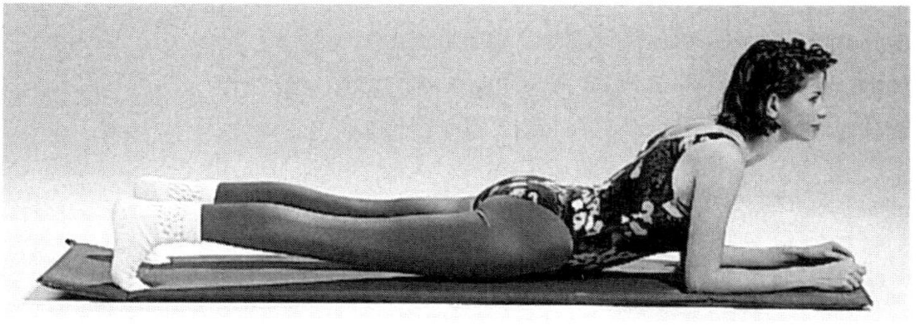

Übung 8

Übung 9

- Bauchlage über einen Bettrand oder einen niedrigen Tisch (Kissen unter dem Becken), der Oberkörper hängt ab den Leisten nach vorne über. Wenn Sie einen großen Therapieball haben, können Sie auch den benutzen.

- Den Oberkörper nach unten aushängen und die Unterarme locker auf dem Boden aufliegen lassen.
- Ruhig so bleiben, beim Ausatmen den Bauch einziehen, beim Einatmen entspannen.
- Diese Hanglage ist für die Rückverlagerung der Gebärmutter und der Eingeweide besonders vorteilhaft.

Übung 10

- Seitliches Liegen, beide Knie etwas anbeugen, bis die Fersen in der geraden Verlängerung der Wirbelsäule liegen.
- Den unteren Unterarm aufstützen und den Oberkörper abheben, den oberen Arm locker auf der Körperseite ablegen.
- Beim Ausatmen den Bauch anspannen, das Becken zu den Rippen hochziehen und vom Boden abheben und die Spannung halten. Darauf achten, dass der Oberkörper nicht nach vorne verlagert wird.
- Gelöst zurücklegen und entspannt einatmen.
- Auf der anderen Körperseite wiederholen.
- Zur **Steigerung** die Übung mit gestreckten Beinen ausführen.

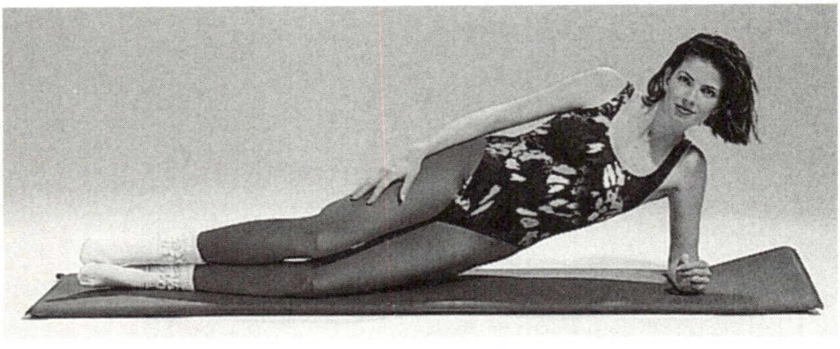

Übung 10

Sehr geeignet sind auch Übungen mit dem großen Therapieball (bekannt als »Pezzi-Ball«), den Sie in verschiedenen Größen in Sportgeschäften bekommen. Eine Auswahl der wichtigsten Übungen (die Sie notfalls auch auf einem gut gepolsterten Hocker ausführen können) möchte ich Ihnen hier deshalb vorstellen.

Übung 11

- Bäuchlings über den Therapieball legen, mit Händen und Füßen auf dem Boden abstützen.
- Beim Ausatmen die Beine durchstrecken und das Becken zu den Rippen ziehen.
- Entspannen und locker einatmen.

Übung 12

- Mit dem Becken auf den Therapieball legen, die gestreckten Beine befinden sich in der Luft, die gebeugten Arme auf den Händen abstützen, so dass der Oberkörper nach unten hängt.

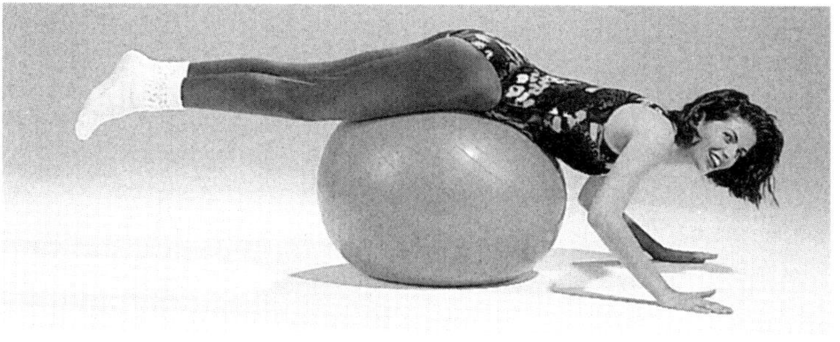

Übung 12

- Mit dem Becken auf dem Ball abwechselnd im und gegen den Uhrzeigersinn kreisen.
- Nach einer Entspannungspause abwechselnd die linke und rechte Beckenhälfte seitlich zu den Rippen hochziehen.

Übung 13

- Die Oberschenkel auf dem Ball ablegen, die gebeugten Arme sind mit den Händen weit vorne aufgestützt.
- Beim Ausatmen den Bauch anspannen und das Becken zu den Rippen ziehen, dabei den Ball etwas nach vorne rollen.
- Entspannen und den Atem kommen lassen, dabei rollt der Ball wieder etwas zurück.

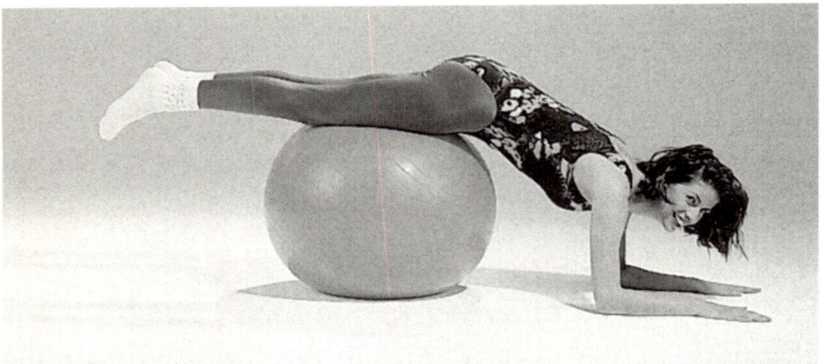

Übung 13

Bauch- und Rückenmuskelübungen

Bei den Übungen in der Bauchlage, die immer auf einer harten Unterlage ausgeführt werden sollten, können Sie anfangs ein kleines Kissen unter den Bauch legen. Ein Hohlkreuz muss auf alle Fälle vermieden werden.

Beginnen Sie mit diesen Übungen ab der 3. Woche nach der Geburt, und führen Sie sie möglichst lange Zeit durch. Wiederholen Sie jede Übung mindestens 5- bis 8-mal.

Ausgangsstellung: Gestreckte Bauchlage, eventuell mit einem Kissen unter dem Bauch. Die Stirn ruht auf den übereinander gelegten Händen. Die Beine liegen hüftbreit parallel nebeneinander.

Übung 1

- Bauchlage, beide Arme vorstrecken und neben dem Kopf ablegen.
- Bauch- und Beckenbodenmuskeln anspannen, das Gesäß zusammenkneifen und zu den Oberschenkeln hinziehen, damit sich die untere Wirbelsäule streckt, und die Zehen aufstellen.

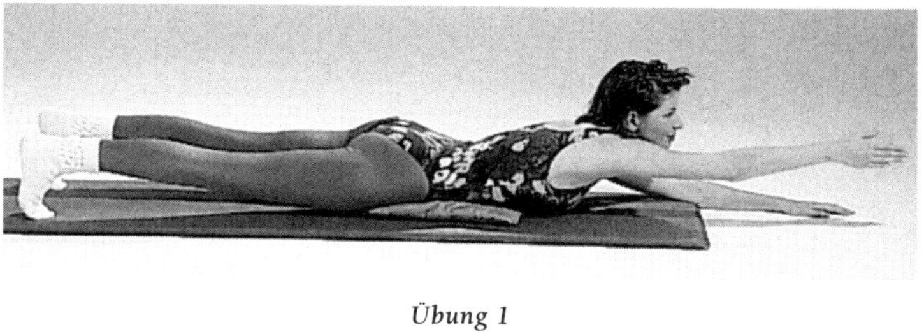

Übung 1

- Den Kopf und einen Arm leicht anheben (Daumen zeigt nach oben, Stirn nach unten) und beide vom Körper wegschieben.
- Beim Ausatmen die Spannung 6, später 8–10 Sekunden halten, dann gelöst zurücklegen, entspannen und einatmen.
- Bei der Wiederholung den anderen Arm strecken.
- Zur **Steigerung** den Kopf und beide Arme gleichzeitig anheben.

Tipp: Wenn die Bauchmuskeln später so stabilisiert sind, dass Sie kein Kissen mehr unter dem Bauch brauchen, sollten Sie unbedingt auf eine gute Bauchspannung achten. Während der Übung muss dann unter dem Bauch eine kleine Höhlung entstehen.

Übung 2

- Wie Übung 1, aber beim Ausatmen das rechte Bein und den linken Arm gleichzeitig von der Unterlage abheben und die Spannung halten.
- Loslassen, zurücklegen und einatmen.
- Beim Wiederholen mit dem linken Bein und dem rechten Arm üben.

Übung 3

- Wie Übung 1, aber einen Arm seitlich neben den Körper führen.
- Beide Arme etwas anheben, dann gleichzeitig den einen vor und den anderen Arm zurückführen, und zwar ganz nah am Boden entlang.

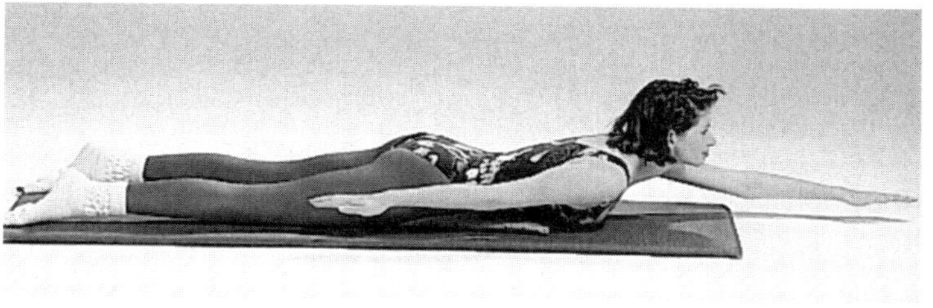

Übung 3

Übung 4

- Bauchlage, beide Arme vorstrecken und neben dem Kopf ablegen.
- Bauch- und Beckenbodenmuskeln anspannen, das Gesäß zusammenkneifen und zu den Oberschenkeln hinziehen, damit sich die untere Wirbelsäule streckt und die Zehen aufstellen.
- Den Kopf anheben und beide Arme nach vorne gestreckt überkreuzen und grätschen.
- Die Arme ablegen, entspannen und ruhig atmen.
- Zur Abwechslung beide Arme anheben und Bewegungen wie beim Brustschwimmen machen.

Übung 5

- Bauchlage, beide Arme seitlich neben dem Körper ablegen.
- Bauch-, Beckenboden- und Gesäßmuskeln anspannen, den Kopf und die Arme leicht anheben.
- Beim Ausatmen die Schulterblätter zur Wirbelsäule hin zusammenziehen und die Spannung halten.
- Zurücklegen, entspannen und den Atem kommen lassen.

Übung 6

- Bauchlage, beide Hände hinter dem Kopf verschränken.
- Bauch-, Beckenboden- und Gesäßmuskeln anspannen, die Fußrücken kräftig gegen den Boden drücken.
- Die Ellenbogen abheben und spüren, wie sich die Schulterblätter in Richtung Wirbelsäule zusammenziehen.
- Die Spannung möglichst lange halten, dann zurücklegen und gelöst durchatmen.

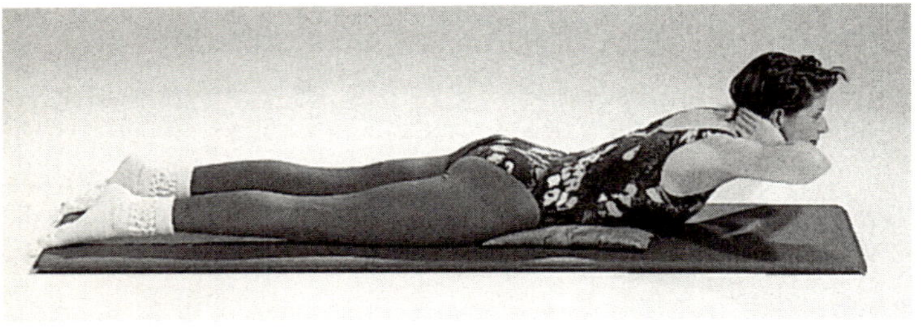

Übung 6

Übungen für die Ganzkörperspannung

Diese Übungen sind zunächst nicht ganz einfach, doch bei regelmäßiger und konsequenter Durchführung wird Ihr Körperbewusstsein von Woche zu Woche besser und intensiver. Die Übungen werden Ihnen immer leichter fallen, Körper und Haltung stark davon profitieren. Am besten beginnen Sie damit in der 3. Woche nach der Geburt; Maßnahmen für die Ganzkörperspannung sind aber auch später sehr wichtig.

Übung 1

- Gestreckte Rückenlage, Hände und Füße zum Körper hin anziehen.
- Während kräftig ausgeatmet wird, Waden, Kreuz und Schultern kräftig gegen den Boden drücken.
- Die Spannung halten, dann locker lassen und einatmen.

Übung 2

- Wie Übung 1, aber beide Ellenbogen senkrecht stellen und bei der Anspannung zusätzlich kräftig gegen den Boden drücken.

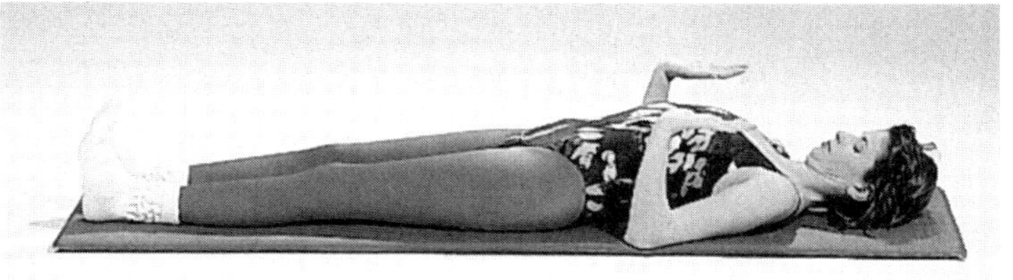

Übung 2

- Das Kinn leicht zum Brustbein senken und den Kopf während der Übung in der Verlängerung der Wirbelsäule nach hinten ziehen.
- Die Spannung halten, dann locker lassen und einatmen.

Übung 3

- Rückenlage, Hocksitz, Sitz auf einem Stuhl oder Stand.
- Bauch-, Beckenboden- und Gesäßmuskeln anspannen, das rechte Bein etwas anziehen, den linken Handballen an das Knie legen und beim Ausatmen gegen den Widerstand des Beins drücken.
- Darauf achten, dass der Rücken immer gerade bleibt.
- Der Kopfscheitel schiebt in der Rückenlage nach hinten, im Sitzen oder Stehen nach oben.
- Spannung lösen und ruhig einatmen.
- Beim Wiederholen gegengleich ausführen.

Übung 4

- In der Rückenlage beide Füße anziehen, den Kopf heben und mit den Fingerspitzen am Boden entlang zu den Knien ziehen.
- Beim Ausatmen das Kreuz gegen den Boden drücken, Bauch-, Beckenboden- und Gesäßmuskeln anspannen.
- Entspannen, locker zurücklegen, den Atem kommen lassen.
- Zur Abwechslung die Übung mit den Händen auf den Oberschenkeln durchführen.

Übung 5

- Stand mit geschlossenen Beinen, die Fingerspitzen liegen seitlich an den Oberschenkeln.

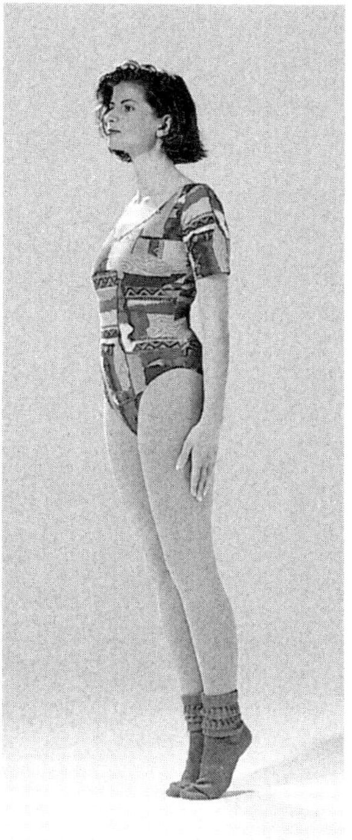

Übung 5

- Auf die Zehenspitzen aufstellen, die Ferse zusammendrücken, langsam ausatmen, dabei Bauch-, Beckenboden- und Gesäßmuskeln anspannen, die Fingerspitzen in Richtung Knie schieben und den Scheitel senkrecht nach oben drücken.
- Die Spannung loslassen und ruhig einatmen.

Übung 6

- In Rückenlage die Beine leicht beugen, die Fußspitzen anziehen, die Hände bei gestreckten Armen anziehen und den Kopf liegen lassen, aber im Nacken strecken (Kinn zum Brustbein ziehen).
- Beim Ausatmen Fersen, Handgelenke und den ganzen Rücken gegen die Unterlage drücken.
- Die Spannung halten, dann locker lassen und ruhig einatmen.

Übung 7

- Im Vierfüßerstand beim Ausatmen die Handgelenke, Fußrücken und Schienbeine kräftig gegen den Untergrund drücken.
- Rücken und Nacken bilden eine gerade Linie.
- Entspannen und locker einatmen.

Übung 8

- Wie Übung 7, aber den rechten Arm und das linke Bein ausstrecken.
- Beim Ausatmen Hand und Fuß anziehen und drücken, als würde man mit Arm und Bein jeweils einen schweren Gegenstand wegschieben.
- Wieder absetzen, entspannen und ruhig einatmen.
- Beim Wiederholen gegengleich ausführen.

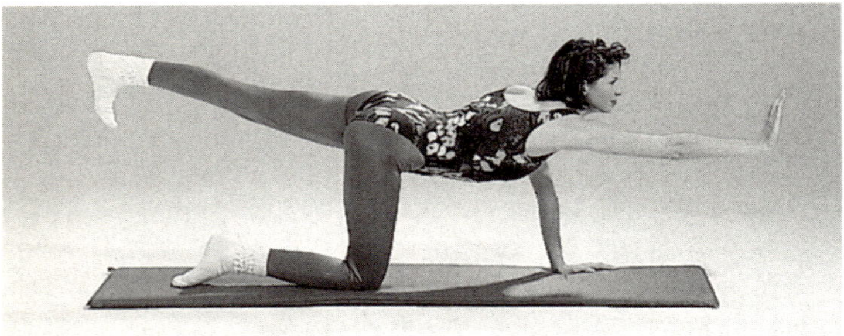

Übung 8

Übung 9

- Sitz auf einem Stuhl mit Armlehnen.
- Beim Ausatmen die Fußsohlen gegen den Boden, die Unterarme gegen die Armlehnen drücken und den Nacken strecken (Scheitel zieht nach oben).
- Die Spannung lösen und den Atem einströmen lassen.

Übung 10

- Bauchlage mit einem kleinen Kissen unter dem Bauch, Arme und Beine sind gestreckt.
- Bauch-, Beckenboden- und Gesäßmuskeln spannen, Scham-

bein in Richtung Nabel ziehen, die Hände fausten und von der Unterlage abheben.

- Langsam ausatmen, dabei die Fäuste zusammenpressen, Unterarme und Fußrücken kräftig gegen die Unterlage drücken, die Spannung 5–8 Sekunden halten.
- Entspannen und gelöst einatmen.

Übung 11

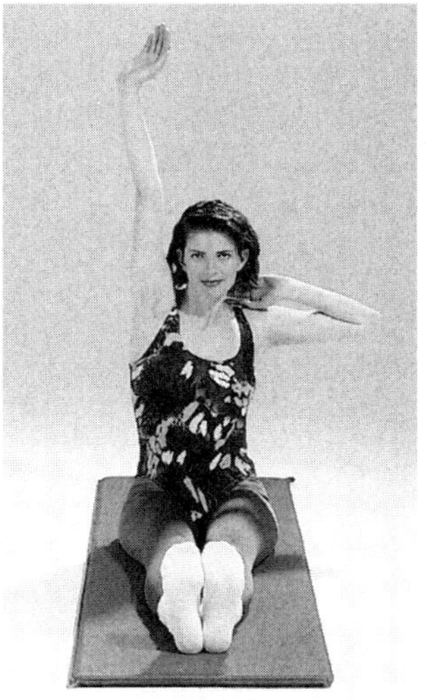

Übung 11

- Sitz auf einem Hocker oder auf dem Boden mit gestreckten Beinen und angezogenen Füßen (Zehen nach oben). Bauch-, Beckenboden- sowie Gesäßmuskeln anspannen, auf dem Stuhl die Füße, auf dem Boden die Unterschenkel fest gegen den Boden drücken.
- Die Arme über den Kopf nehmen, den Rücken gerade halten, der Kopf befindet sich in der geraden Verlängerung der Wirbelsäule.
- Die Hände anziehen und abwechselnd mit dem rechten und linken Arm nach oben zur Decke schieben (sich nach oben räkeln).
- Bei der Anspannung jeweils ausatmen, beim Armwechsel einatmen.

Übung 12

- Sitz auf dem Boden mit gestreckten Beinen und angezogenen Füßen.
- Wie Übung 11, aber beim Ausatmen gleichzeitig das rechte Bein nach vorne und den linken Arm nach oben schieben.
- Entspannen, einatmen und gegengleich wiederholen.

Übung 13

- Mit geradem Rücken in einen Türrahmen stellen, die Unterarme und Hände in Schulterhöhe seitlich gegen den Rahmen legen, Bauch, Beckenboden und Gesäß anspannen.
- Beim Ausatmen kräftig mit den Unterarmen und Händen gegen den Rahmen drücken, der Kopf zieht am Scheitel nach oben, der Blick geht gerade nach vorne.
- Die Spannung loslassen und ruhig einatmen.

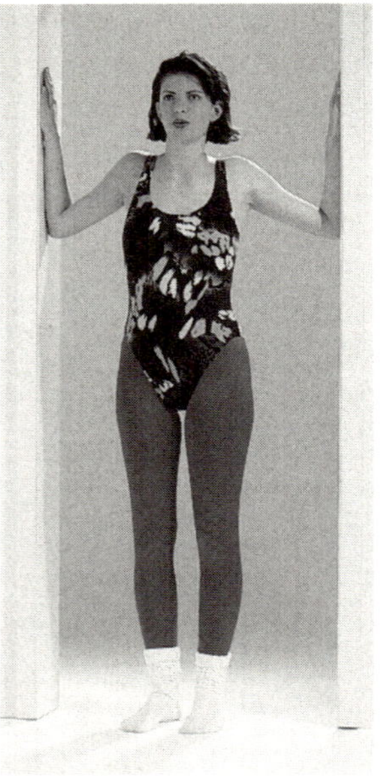

Übung 13

Übung 14

- Rückenlage mit gestreckten Beinen.
- Die Füße anziehen, die Hände hinter dem Kopf falten und mit den Ellenbogen nach vorne ziehen, bis der Kopf angehoben wird.
- Beim Ausatmen Bauch, Beckenboden und Gesäß anspannen,

das Kreuz fest gegen die Unterlage drücken, den Kopf zum Brustkorb neigen und mit den Ellenbogen weiter ziehen, bis das Kinn möglichst nahe am Brustbein ist.

- Locker zurücklegen und entspannt einatmen.

Übung 15

- In Rückenlage auf den Unterarmen aufstützen (Ellenbogen unterhalb der Schultergelenke), den Kopf in gerader Verlängerung der Wirbelsäule halten.
- Bauch, Beckenboden und Gesäß anspannen, das Becken anheben, beide Füße anziehen und die Fersen gegen den Boden drücken.
- Die Spannung halten und 5 bis 10 Sekunden ausatmen, dann locker lassen, das Becken ablegen und einatmen.
- Zur Abwechslung die Fußgelenke überkreuzen und während der Anspannung gegeneinander drücken.

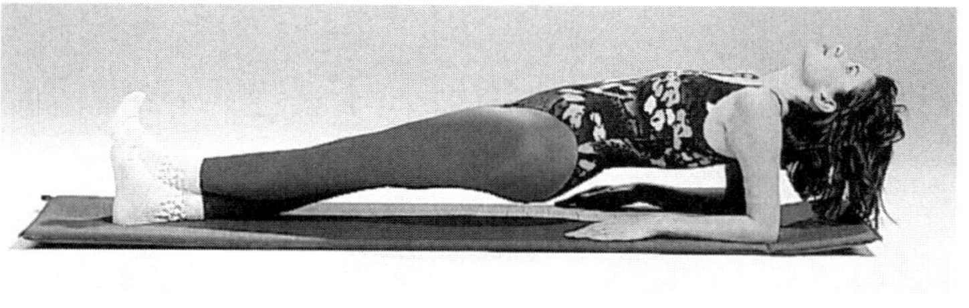

Übung 15

Übung 16

- In der Bauchlage auf den Unterarmen aufstützen (Ellenbogen unter den Schultergelenken), der Kopf bleibt in der geraden Verlängerung der Wirbelsäule.
- Zehen aufstellen, Bauch, Beckenboden und Gesäß anspannen.

- Beim Ausatmen das Becken etwas anheben, das Schambein in Richtung Nabel ziehen und den Körper wie ein Brett spannen.
- Entspannt zurücklegen und den Atem kommen lassen.

Übung 17

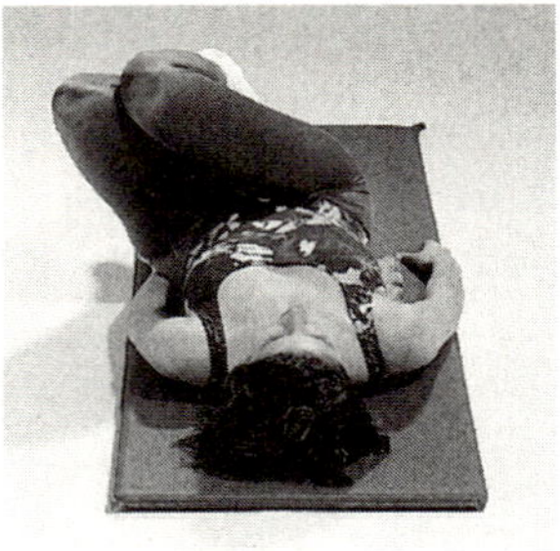

Übung 17

- In der Rückenlage nacheinander beide Knie an den Bauch ziehen.
- In dieser Stellung 30–60 Sekunden verharren und gleichmäßig weiteratmen.
- Mit den Knien erst kleine, dann immer weitere waagerechte Kreise beschreiben. Beim Heranziehen der Knie zum Bauch oder zur Brust das Becken von der Unterlage abheben.
- Zur Unterstützung von Becken und Lendenwirbelsäule kann man ein Kissen oder einen kleinen Ball unterlegen.

Übung 18

- In der Rückenlage nacheinander beide Knie an den Bauch ziehen, dann die Beine zur Kerze hochstrecken. Wenn nötig, die Oberarme aufstützen und mit den Händen in der Taille sichern.
- Einige Atemzüge in dieser Stellung aushalten, dann die Wirbelsäule langsam abrollen und die Beine nacheinander abstellen.

Übung 19

- In der Bauchlage eine Rolle unter das Becken legen, der Kopf ruht seitlich auf den übereinander gelegten Händen.

- Abwechselnd das rechte und linke Knie anbeugen, den Unterschenkel hochstrecken und das Knie vom Boden abheben.
- Die Spannung 8–10 Sekunden halten, dann das Bein ablegen und entspannen.
- Zur **Steigerung** beide Unterschenkel gleichzeitig anheben.

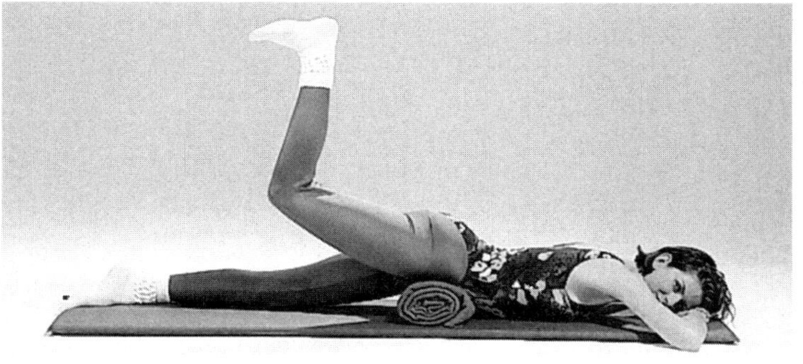

Übung 19

Übung 20

- Sitz auf dem Boden mit angezogenen Beinen.
- Auf Händen und Füßen abstützen, das Becken anheben und mit dem Gesäß vorsichtig über einen Ball (Tennis- oder Gymnastikball) rollen.
- Beliebig lange rollen, dann gelöst absetzen und entspannen.

Übung 21

- Vor einen großen Therapieball knien, den Oberkörper darüber legen, Kopf und Arme vorne schwer herunterhängen lassen. Die Handrücken dabei locker auf dem Boden ruhen lassen.
- Zuerst Bauch- und Beckenbodenmuskeln mindestens 5 bis

8 Sekunden lang kräftig anspannen, dann locker lassen und entspannen. Beliebig oft wiederholen.

- Dann in der gleichen Position die Hände vorne aufstützen und mit dem Bauch leicht vor- und zurückrollen, dabei die Arme strecken und beugen.

Übung 22

- Vor den Therapieball knien, den Oberkörper darüber legen und die Hände auf dem Boden abstützen.
- Mit den Händen vorwärts gehen, bis die Oberschenkel auf dem Ball ruhen, die Schienbeine auf den Ball ziehen (Gesäß nach oben schieben), Bauch-, Beckenboden- und Gesäßmuskeln mindestens 5–8 Sekunden kräftig anspannen.
- Die Beine wieder zurückstrecken, in die Ausgangsposition rollen und kurz entspannen.

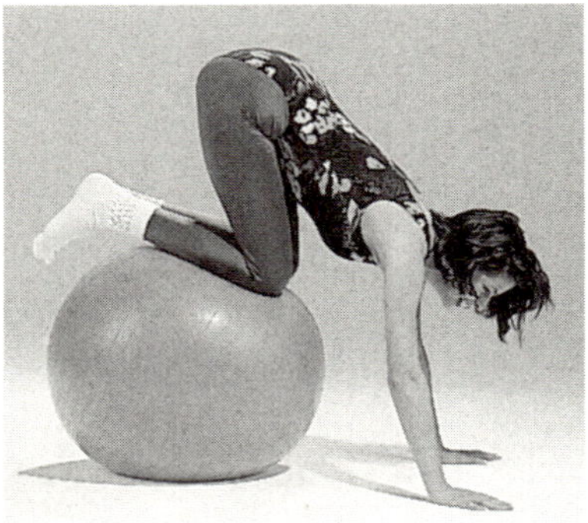

Übung 22

Übungen für die Brustmuskulatur

Falls Sie während der Stillzeit Kräftigungsübungen für die Brustmuskulatur als unangenehm empfinden, führen Sie sie nur sanft, also nicht mit maximaler Anspannung aus. Später sollten Sie dann um so kräftiger und konsequenter üben!

Ausgangsstellungen: Die meisten der folgenden Übungen können Sie im Stehen, Sitzen oder auch im Liegen ausführen; ansonsten wird die Ausgangsstellung jeweils angegeben. Sehr zu empfehlen ist der große Therapieball (Pezziball), weil damit zusätzlich der Gleichgewichtssinn trainiert wird. Denken Sie aber immer daran, **aufrecht** zu sitzen oder zu stehen. Beim Sitzen lastet das Gewicht auf den Sitzknochen (nicht dahinter!); beim Stehen sind die Bauch- und Gesäßmuskeln grundsätzlich etwas anzuspannen, um eine Hohlkreuzhaltung zu verhindern.

Übung 1

- Die Arme in Schulterhöhe anwinkeln und beide Handflächen aneinander legen, so dass die Finger nach oben weisen (»Bethaltung«).
- Ausatmend die Handflächen 6–10 Sekunden lang kräftig gegeneinander drücken, dann locker lassen, ohne die Arme zu senken, und einatmen.
- 10- bis 20-mal wiederholen.
- Zur **Steigerung** die Spannung einige Atemzüge lang aufrechterhalten. Spüren Sie dabei bewusst das Zusammenziehen der Brustmuskulatur.

Übung 2

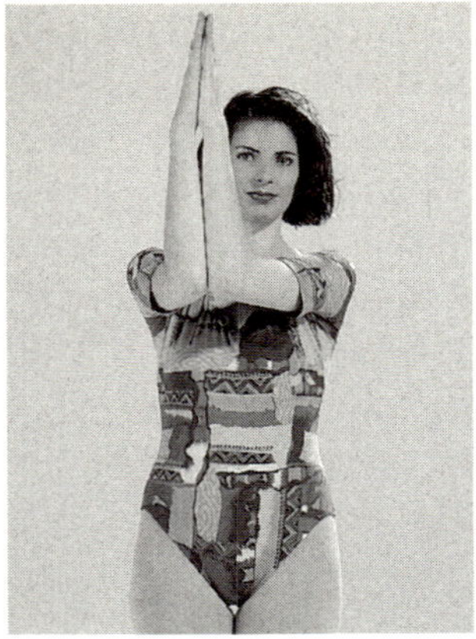

Übung 2

- Wieder Bethaltung mit den Fingern nach oben einnehmen.
- Beim Ausatmen mit viel Druck der einen Hand die andere gegen deren Widerstand zur Seite wegschieben, kurz entspannen und einatmen.
- Beim Ausatmen mit der anderen Hand zurückschieben.
- Die Hände mehrmals hin- und herschieben, dann die Arme locker ausschütteln.
- Schieben Sie die Hände auch in andere Richtungen, zum Beispiel schräg auf- und abwärts.

Übung 3

- Die Arme in Schulterhöhe anwinkeln und mit den Händen die Handgelenke umfassen.
- Ausatmend die Hände 6 bis 10 Sekunden lang auseinander ziehen, dann locker lassen, ohne die Arme zu senken, und einatmen.
- 10- bis 20-mal wiederholen.
- Zur Steigerung die Spannung einige Atemzüge lang aufrechterhalten.

Übung 4

- Die Arme in Schulterhöhe anwinkeln und die Handballen gegeneinander legen.

- Stellen Sie sich vor, Sie wollten zwischen Ihren Händen eine Nuss knacken, und pressen Sie beim Ausatmen die Handballen so kräftig wie möglich zusammen.
- Spüren Sie die Spannung im großen Brustmuskel und wie sich die Brüste straffen.
- Die Spannung so lange wie möglich halten, dann locker lassen und ruhig einatmen.
- 6- bis 10-mal wiederholen.

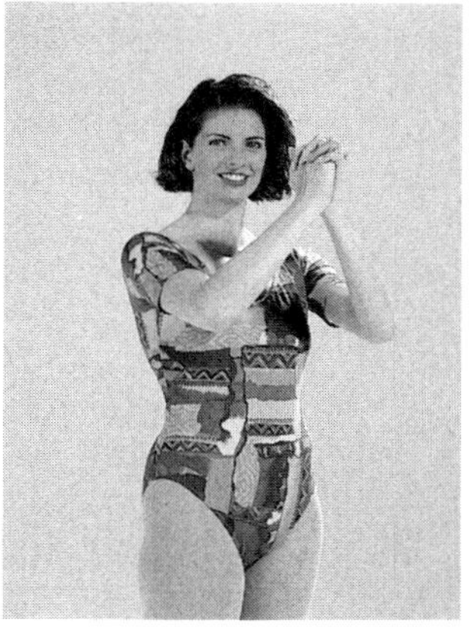

Übung 4

Übung 5

- Die Finger beider Hände (außer den Daumen) in Schulterhöhe ineinander verhaken und beim Ausatmen so lange wie möglich kräftig auseinander ziehen.
- Locker lassen und ruhig einatmen.
- 6- bis 10-mal wiederholen.

Übung 6

- Zuerst wie in Übung 4 die Handballen 6–10 Sekunden kräftig gegeneinander pressen und locker lassen.
- Dann wie in Übung 5 die Finger verhaken und auseinander ziehen, wieder entspannen.
- Diesen Ablauf 4-mal wiederholen, dabei den Atem nicht anhalten!

Übung 7

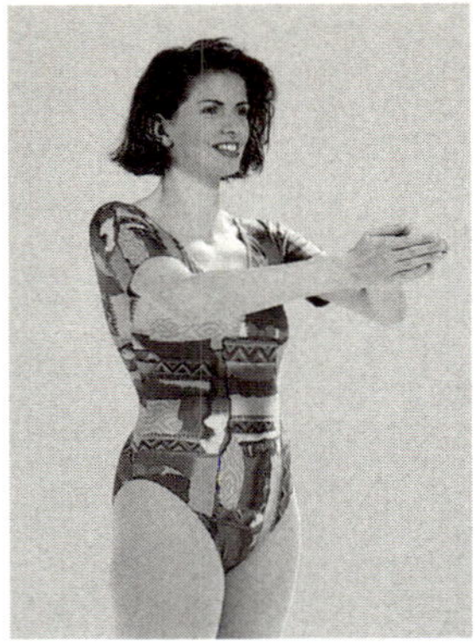

Übung 7

- Die Handflächen mit angewinkelten Armen vor der Brust zusammenführen und die Finger nach außen drehen, so dass sie nach vorne zeigen.
- Beim Ausatmen die Handflächen kräftig gegeneinander pressen und die Arme wie gegen einen Widerstand nach vorne schieben.
- Die Spannung lockern, einatmen und die Arme ausschütteln.
- Schieben Sie die Hände auch in andere Richtungen, zum Beispiel schräg auf- oder abwärts von sich weg.

Übung 8

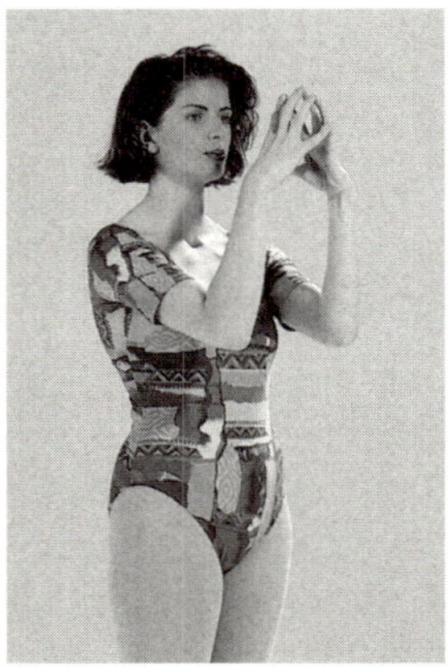

Übung 8

- Die Fingerspitzen beider Hände mit angewinkelten Armen vor dem Gesicht gegeneinander legen.
- Beim Ausatmen die Hände kräftig zusammenpressen, dann locker lassen und einatmen.
- Zur Steigerung während der Anspannung zusätzlich die Ellenbogen gegen einen imaginären Widerstand nach unten zusammenführen (als müsse man eine große Feder zusammendrücken).

- Anschließend die Ellenbogen wieder hochdrücken, als hingen an ihnen schwere Gewichte.
- Entspannen, einatmen und die Arme ausschütteln.

Übung 9

- Beim Ausatmen beider Oberarme fest gegen die Rumpfseiten drücken.
- Locker lassen und einatmen.

Übung 10

- Die Hände zu Fäusten ballen und kräftig in alle Richtungen boxen.
- Stellen Sie sich einen Gegenstand vor, gegen den Sie boxen.

Übung 11

- Hocksitz mit angezogenen Beinen auf dem Boden.
- Den rechten Handballen an das linke Knie legen und beim Ausatmen kräftig dagegendrücken.
- Entspannen, einatmen und gegengleich wiederholen.

Übung 12

- Im Sitzen oder Stehen mit den Schultern vorwärts und rückwärts kreisen, mal mit hängenden, mal mit angewinkelten Armen.
- Dabei auf eine aufrechte, gerade Körperhaltung achten.

Übung 13

- Die Arme nach vorne einwinkeln und beim Ausatmen beide Ellenbogen vor der Brust gegeneinander drücken.

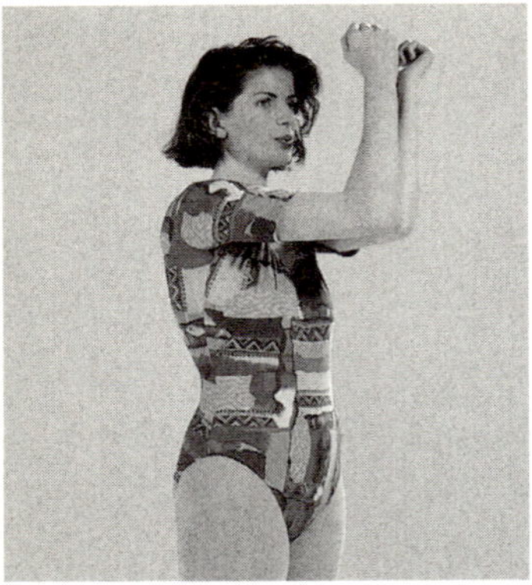

Übung 13

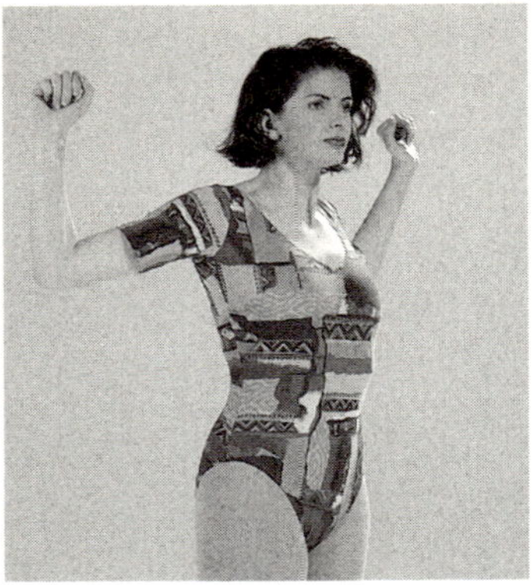

Übung 13

- Beim Einatmen die Ellenbogen möglichst weit nach hinten führen und spüren, wie sich der Brustkorb weitet.

Übung 14

- Beide Arme in Schulterhöhe zur Seite ausbreiten.
- Die Arme um die Längsachse drehen, bis die Handflächen nach oben zeigen, dann zurückdrehen, bis die Handflächen wieder nach oben zeigen.
- Oberkörper und Kopf bleiben dabei gerade und aufrecht.
- Zur Abwechslung den einen Arm aus- und den anderen gleichzeitig eindrehen, dabei das Verwringen der Muskulatur beachten.

Übung 15

- Im Stehen oder Sitzen mit beiden Ellenbogen mal gemeinsam vorwärts, mal rückwärts und mal gegengleich kreisen.

- Die Kreise abwechselnd größer und kleiner ausführen.
- Die gleiche Übung mit gestreckten Armen wiederholen.

Übung 16

- Mit ausgestreckten Armen so tun, als wolle man kräftig in die Hände klatschen, kurz vor dem Zusammenprall die Hände aber die Bewegung stoppen und die Arme wieder auseinander führen.
- Die Arme dabei mal nach schräg unten und mal nach schräg oben halten.

Übung 17

- Die gestreckten Arme vor dem Körper nach hinten auseinander breiten und nach vorne gestreckt überkreuzen.
- Die Arme dabei mal schräg nach oben, mal schräg nach unten führen.

Übung 18

- Stellen Sie sich in einen Türrahmen.
- Die rechte Hand greift den rechten Türpfosten in Schulterhöhe von außen (Fingerspitzen an der Außenseite

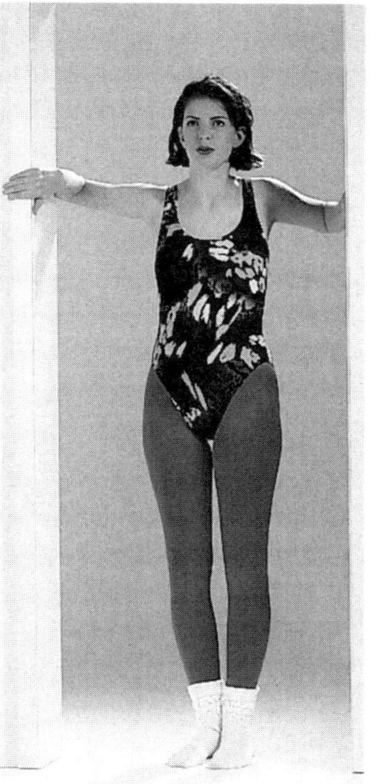

Übung 18

der Wand), die linke den linken Türpfosten von innen (Fingerspitzen an der Innenseite der Wand).

- Beim Ausatmen mit beiden Händen waagerecht gegen den Türstock drücken; dabei darauf achten, dass die Haltung des Körpers nicht verändert wird und dass der Beckenbereich gut gespannt ist.
- Locker lassen und einatmen.

Übung 19

- In einem Türstock mit dem Gesicht zu einem Pfosten aufstellen.
- Die Hände mal in Schulter-, mal in Bauch- und mal in Hüfthöhe von beiden Seiten gegen den Türpfosten legen und beim Ausatmen versuchen, den Pfosten zusammenzudrücken.
- Entspannen und locker einatmen.

Übung 20

- In einen Türrahmen stellen oder setzen und die Hände etwa in Hüfthöhe an die Außenseite der Türpfosten legen.

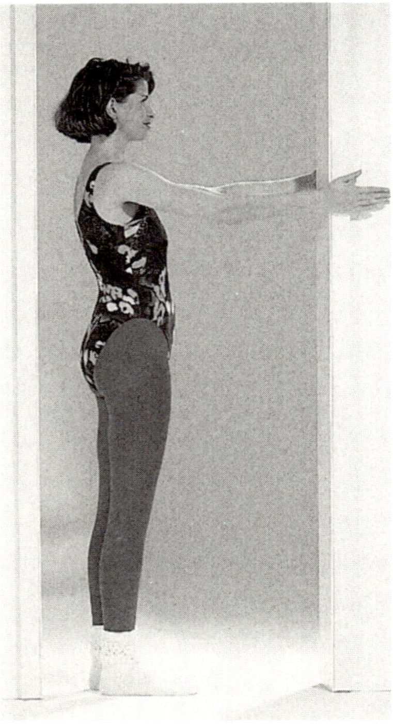

Übung 19

- Kräftig gegen den Türpfosten drücken und die Hände bis über die Kopfhöhe langsam nach oben wandern lassen, dabei ruhig weiteratmen.

Übung 21

- Liegestütz im Vierfüßerstand; in den Ellenbogen einknicken und den Rumpf abwechselnd senken (der Rücken bleibt gerade) und wieder hochdrücken.

Übung 22

- Im Sitzen oder Stand die Arme vor dem Brustkorb verschränken und die Hände auf die Schultern legen.
- Beim Ausatmen beide Schultern kräftig nach unten ziehen und die Ellenbogen fest gegeneinander drücken.
- Gerade aufrichten, einatmen, die Ellenbogenhaltung wechseln und die Übung wiederholen.

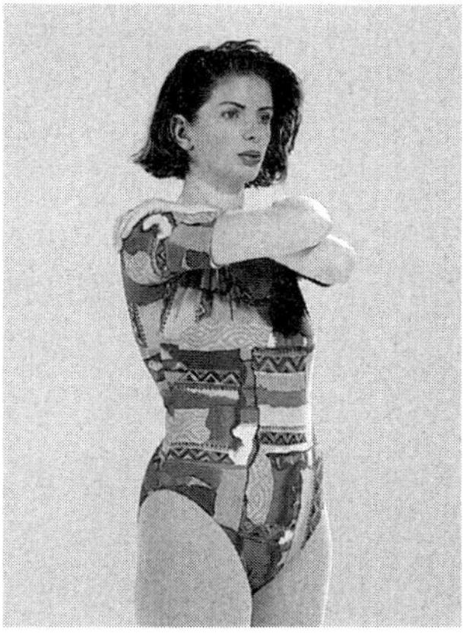

Übung 22

Übung 23

- Die Unterarme vor dem Brustkorb übereinander legen und mit den Händen jeweils den anderen Unterarm umgreifen.
- Die Arme bis Schulterhöhe anheben und beim Ausatmen versuchen, die Oberarme auseinander zu ziehen.

Abschließend sei erwähnt, dass alle Schwungbewegungen der Arme geeignet sind, die Brustmuskulatur zu kräftigen. Noch wirkungsvoller werden Schwungübungen, wenn Sie dabei ein Gewicht, zum Beispiel kleine Hanteln, Kugeln, Bälle oder Keulen in den Händen halten. Zu empfehlen ist auch das elastische Thera-Band, das in alle Richtungen auseinander gezogen werden kann. Ein Beispiel soll dies veranschaulichen.

Übung 24

- Das Thera-Band unter den Achseln durchziehen und die Enden vor dem Brustkorb mit beiden Händen und angewinkelten Armen festhalten.
- Die Enden in alle Richtungen ziehen, ab und zu auch einmal vor dem Brustkorb überkreuzen und dehnen.

Anhang

Literatur

Höfler, H., *Das Fitneßtraining fürs Gesicht*, Trias 1993

Höfler, H., *Atemtherapie und Atemgymnastik*, Trias 1991

Keller, L., *Rückbildungsgymnastik*, Falken 1994

Register